用耳朵学中医
系列丛书（医典卷）

精选中医歌赋

（第二版）

灵兰书院◎组织整理　白云出岫◎朗诵

全国百佳图书出版单位

中国中医药出版社

·北　京·

图书在版编目（CIP）数据

精选中医歌赋 / 灵兰书院组织整理 . -- 2 版 .

北京：中国中医药出版社，2024. 11

（用耳朵学中医系列丛书）

ISBN 978 - 7 - 5132 - 8952 - 8

Ⅰ . R289.4

中国国家版本馆 CIP 数据核字第 20247D0952 号

融合出版说明

本书为融合出版物，微信扫描右侧二维码，关注
"悦医家中医书院"微信公众号，即可访问相关数
字化资源和服务。

中国中医药出版社出版

北京经济技术开发区科创十三街 31 号院二区 8 号楼

邮政编码　100176

传真　010-64405721

北京盛通印刷股份有限公司印刷

各地新华书店经销

开本 880×1230　1/64　印张 4.625　字数 100 千字

2024 年 11 月第 2 版　2024 年 11 月第 1 次印刷

书号　ISBN 978 - 7 - 5132 - 8952 - 8

定价　26.00 元

网址　www.cptcm.com

服 务 热 线　010-64405510
购 书 热 线　010-89535836
维 权 打 假　010-64405753

微信服务号　zgzyycbs
微商城网址　https://kdt.im/LIdUGr
官方微博　http://e.weibo.com/cptcm
天猫旗舰店网址　https://zgzyycbs.tmall.com

如有印装质量问题请与本社出版部联系（010-64405510）
版权专有　侵权必究

再版前言

《用耳朵学中医系列丛书·医典卷》首次出版于 2009 年，至今已有 15 年时间，该卷丛书共 8 种，均多次重印，总发行量达 20 万册，充分说明了广大读者对该丛书的认可和喜爱。

15 年前，朗诵版图书是非常新的尝试，当时还是电脑时代，处于互联网发展的早期，受限于当时的技术水平，我们以图书配光盘的形式呈现。而今跨越时空，技术日新月异，手机全面普及，移动互联网的发展也已超过 10 年，如今已经很难找到读取光盘的电脑。技术的迭代，让我们可以用更为简易环保的形式替换以往复杂工业生产出来的无数个光盘。

慨叹当年的高科技，如今已被历史淘汰。幸运的是，数千年前祖先流传下来的中医经典，始终护佑一代又一代劳动人民的身心健康，历久弥新，依然有无量的智慧等待后来者继承、挖掘和发展……

近年来，由于原有的呈现形式已经无法满足当下的实际使用场景，这套丛书停印了很长时间。但是在这期间，我们收到大量新老读者的反馈，希望能重新出版这套丛书。盛情难却，灵兰书院时隔多年后重组编校团队，从春至冬，促成了这一次的再版发行。

本次再版，在保持第一版原有特色的基础上，根据时代发展变化和读者的需求，对丛书进行了谨慎和全面的修订，主要修订内容如下。

第一，图书尺寸优化，采用了兼顾舒适阅读和便于携带的大 64 开本。

第二，图书配套的朗诵音频，以二维码形式替代光盘，手机扫码即可获取。

第三，对所有分册重新进行了校对编辑，修正了上一版存在的个别文字差错。

本次再版得到了中国中医药出版社的大力支持，同时也得到了白云出岫老师的再次助力，他在修改过程中提出了许多中肯的意见，在此一并表示衷心的感谢。限于水平，本次再版或有不当和错误之处，欢迎广大读者提出宝贵意见，以便我们在未来继续修订提高。

灵兰书院

甲辰龙年

前言

（第一版）

　　"风声，雨声，读书声，声声入耳……"

　　朗读，是一种享受，也是一种美。古人称读书为"念书"，所谓念，就是要大声地读出来，要饱含情感，要抑扬顿挫，在朗读中体味语言的意境美。可是不知从何时起，看书取代了读书，成为当下中国人学习的主流方式。语言是信息的载体，文字和声音都是这个载体的重要组成部分。缺失了一者，信息就是残缺不全的。高效率的读书讲究"眼到、耳到、口到、手到、心到”，就是要尽可能全面地获得语言本身传递的信息。如今，我们只剩下了“两到”，甚至“一到”，这不能不说是一种遗憾。

学习中医也是如此。

我们常常苦恼于诵读《黄帝内经》《伤寒杂病论》这些晦涩难懂的中医经典，看则不明其字义，读则不知其发音，而且愈是不会读，愈是不愿意去读，更不要谈在诵读中体味美了。可是古代学习中医往往是耳提面命、口授心传，先生边念边讲，弟子边听边背，出自师口，入之徒耳，即便当时不完全理解，然而“书读百遍，其义自现”。反复的听闻和诵读，可以通过声音不断揣摩和体会文字所携带的信息，更有助于理解文义。不仅记得牢，而且学得快。现代人学习中医，没有了师徒授受的环境，又丢失了诵读的习惯，因此难以理解经典的意思，学起来也觉得枯燥无味，这成了学习中医的一大障碍。

有没有一种方式，能够解决这个问题呢？《用耳朵学中医系列丛书》就是这样一套丛书。

这套丛书的医典卷由白云出岫先生朗读。无论是在教室或宿舍里，还是在操场及花园中，甚至在床上和旅途中，都能边听边看，边听边读，边听边背。让磁性的声音、优美的文笔、深邃的经义交融在一起，从多角度冲击我们的大脑，撞出思想和智慧的火花，帮助我们更好地学习和理解原汁原味的中医经典。

医典卷共包含八册:《黄帝内经素问》《灵枢经》《难经 神农本草经》《伤寒论》《金匮要略方论》《温病学名著》《医宗金鉴心法要诀》和《精选中医歌赋》。为了保证文字的质量，本辑内容均采自精校本，且以原文为主，不加注释。为了让读者能方便携带、轻松阅读、易于背诵，采用了"开本小而字不小"的方式，以获得更为舒适的学习享受。另外，我们在每本书的篇首增加了"大医精诚"篇，希望诸位读者能借助本辑丛书，"博极医源，精勤不倦"，走"苍生大医"之道。

卫生部副部长、国家中医药管理局局长王国强教授对本丛书的编辑出版给予了指示和深切关注。各位编者付出了大量心血，白云出岫先生多次对录音进行了认真修订，在此一并表示感谢！

由于出版此类图书是我们新的尝试，不足之处在所难免，恳请各位读者提出宝贵意见，以便我们在今后修订提高。

编者

2009 年 7 月

大医精诚

孙思邈

张湛曰："夫经方之难精，由来尚矣。"今病有内同而外异，亦有内异而外同，故五脏六腑之盈虚，血脉荣卫之通塞，固非耳目之所察，必先诊候以审之。而寸口关尺，有浮沉弦紧之乱；俞穴流注，有高下浅深之差；肌肤筋骨，有厚薄刚柔之异。唯用心精微者，始可与言于兹矣。今以至精至微之事，求之于至粗至浅之思，其不殆哉！若盈而益之，虚而损之，通而彻之，塞而壅之，寒而冷之，热而温之，是重加其疾。而望其生，吾见其死矣。故医方卜筮，艺能之难精者也，既非神授，何以得其幽微？世有愚者，读方三年，便谓天下无病可治；及治病三年，乃知天下无方可用。故学者必须博极医源，精勤不倦，不得道听途说，而言医道已了，深自误哉！

凡大医治病，必当安神定志，无欲无求，先发大慈恻隐之心，誓愿普救含灵之苦。若有疾厄来求救者，不得问其贵贱贫富，长幼妍蚩，怨亲善友，华夷愚智，普同一等，皆如至亲之想，亦不得瞻前顾后，自虑吉凶，护惜身命。见彼苦恼，若己有之，深心凄怆，勿避险巇、昼夜、寒暑、饥渴、疲劳，一心赴救，无作功夫行迹之心。如此可为苍生大医，反此则是含灵巨贼。

自古名贤治病，多用生命以济危急，虽曰贱畜贵人，至于爱命，人畜一也。损彼益己，物情同患，况于人乎！夫杀生求生，去生更远，吾今此方所以不用生命为药者，良由此也。其虻虫、水蛭之属，市有先死者，则市而用之，不在此例。只如鸡卵一物，以其混沌未分，必有大段要急之处，不得已隐忍而用之。能不用者，斯为大哲，亦所不及也。其有患疮痍、下痢，臭秽不可瞻视，人所恶见者，但发惭愧凄怜忧恤之意，不得起一念蒂芥之心，是吾之志也。

夫大医之体，欲得澄神内视，望之俨然，宽裕汪汪，不皎不昧。省病诊疾，至意深心；详察形候，纤毫勿失；处判针药，无得参差。虽曰病宜速救，要须临事不惑，唯当审谛覃思，不得于性命之上，率尔自逞俊快，邀射名誉，甚不仁矣！又到病家，纵绮罗满目，勿左右顾眄，丝竹凑耳，无得似有所娱，珍羞迭荐，食如无味，醽醁兼陈，看有若无。所以尔者，夫一人向隅，满堂不乐，而况病人苦楚，不离斯须。而医者安然欢娱，傲然自得，兹乃人神之所共耻，至人之所不为，斯盖医之本意也？

夫为医之法，不得多语调笑，谈谑喧哗，道说是非，议论人物，炫耀声名，訾毁诸医，自矜己德。偶然治差一病，则昂头戴面，而有自许之貌，谓天下无双，此医人之膏肓也。

老君曰："人行阳德，人自报之；人行阴德，鬼神报之。人行阳恶，人自报之；人行阴恶，鬼神害之。"寻此二途，阴阳报施，岂诬也哉？所以医人不得恃己所长，专心经略财物，但作救苦之心，于冥运道中，自感多福者耳。又不得以彼富贵，处以珍贵之药，令彼难求，自炫功能，谅非忠恕之道。志存救济，故亦曲碎论之，学者不可耻言之鄙俚也。

目录

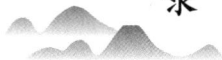

医学三字经

清·陈修园

医学源流第一

医之始　本岐黄

灵枢作　素问详

难经出　更洋洋

越汉季　有南阳

六经辨　圣道彰

伤寒著　金匮藏

垂方法　立津梁

李唐后　有千金

外台继　重医林

后作者　渐浸淫

红紫色　郑卫音

迨东垣　重脾胃

温燥行　升清气

虽未醇　亦足贵

若河间　专主火

遵之经　断自我

一二方　　奇而妥
丹溪出　　罕与俦
阴宜补　　阳勿浮
杂病法　　四字求
若子和　　主攻破
中病良　　勿太过
四大家　　声名噪
必读书　　错名号
明以后　　须酌量
详而备　　王肯堂
薛氏按　　说骑墙
士材说　　守其常
景岳出　　著新方
石顽续　　温补乡
献可论　　合二张
诊脉法　　濒湖昂
数子者　　各一长
揆诸古　　亦荒唐

长沙室　尚徬徨

唯韵伯　能宪章

徐尤著　本喻昌

大作者　推钱塘

取法上　得慈航

中风第二

人百病　首中风

骤然得　八方通

闭与脱　大不同

开邪闭　续命雄

固气脱　参附功

顾其名　思其义

若舍风　非其治

火气痰　三子备

不为中　名为类

合而言　小家伎

瘖喝斜　昏仆地

急救先　柔润次
填窍方　宗金匮

虚劳第三

虚劳病　从何起
七情伤　上损是
归脾汤　二阳旨
下损由　房帏迩
伤元阳　亏肾水
肾水亏　六味拟
元阳伤　八味使
各医书　伎止此
甘药调　回生理
建中汤　金匮轨
薯蓣丸　风气弼
䗪虫丸　干血已
二神方　能起死

咳嗽第四

气上呛　咳嗽生

肺最重　胃非轻

肺如钟　撞则鸣

风寒入　外撞鸣

痨损积　内撞鸣

谁治外　六安行

谁治内　虚劳程

挟水气　小龙平

兼郁火　小柴清

姜细味　一齐烹

长沙法　细而精

疟疾第五

疟为病　属少阳

寒与热　若回翔

日一发　亦无伤

三日作　势猖狂
治之法　小柴方
热偏盛　加清凉
寒偏重　加桂姜
邪气盛　去参良
常山入　力倍强
大虚者　独参汤
单寒牝　理中匡
单热瘅　白虎详
法外法　辨微茫
消阴翳　制阳光
太仆注　慎勿忘

痢证第六

湿热伤　赤白痢
热胜湿　赤痢渍
湿胜热　白痢坠
调行箴　须切记

芍药汤　热盛饵

平胃加　寒湿试

热不休　死不治

痢门方　皆所忌

桂葛投　鼓邪出

外疏通　内畅遂

嘉言书　独得秘

寓意存　补金匮

心腹痛胸痹第七

心胃疼　有九种

辨虚实　明轻重

痛不通　气血壅

通不痛　调和奉

一虫痛　乌梅圆

二注痛　苏合研

三气痛　香苏专

四血痛　失笑先

五悸痛　妙香诠

六食痛　平胃煎

七饮痛　二陈咽

八冷痛　理中全

九热痛　金铃痊

腹中痛　照诸篇

金匮法　可回天

诸方论　要拳拳

又胸痹　非偶然

薤白酒　妙转旋

虚寒者　建中填

隔食反胃第八

隔食病　津液干

胃脘闭　谷食难

时贤法　左归餐

胃阴展　贲门宽

启膈饮　理一般

推至理　冲脉干

大半夏　加蜜安

金匮秘　仔细看

若反胃　实可叹

朝暮吐　分别看

乏火化　属虚寒

吴萸饮　独附丸

六君类　俱神丹

气喘第九

喘促症　治分门

卤莽辈　只贞元

阴霾盛　龙雷奔

实喘者　痰饮援

葶苈饮　十枣汤

青龙辈　撤其藩

虚喘者　补而温

桂苓类　肾气论

平冲逆　泄奔豚

真武剂　治其源

金水母　主诸坤

六君子　妙难言

他标剂　忘本根

血证第十

血之道　化中焦

本冲任　中溉浇

温肌腠　外逍遥

六淫逼　经道摇

宜表散　麻芍条

七情病　溢如潮

引导法　草姜调

温摄法　理中超

凉泻法　令瘀消

赤豆散　下血标

若黄土　实翘翘

一切血　此方饶

水肿第十一

水肿病　有阴阳

便清利　阴水殃

便短缩　阳水伤

五皮饮　元化方

阳水盛　加通防

阴水盛　加桂姜

知实肿　萝枳商

知虚肿　参术良

兼喘促　真武汤

从俗好　别低昂

五水辨　金匮详

补天手　十二方

肩斯道　勿炎凉

胀满蛊胀第十二

胀为病　辨实虚

气骤滞　七气疏

满拒按　七物祛

胀闭痛　三物锄

若虚胀　且踌躇

中央健　四旁如

参竺典　大地舆

单腹胀　实难除

山风卦　指南车

易中旨　费居诸

暑证第十三

伤暑病　动静商

动而得　热为殃

六一散　白虎汤

静而得　起贪凉

恶寒象　热逾常

心烦辨　切莫忘

香薷饮　有专长

大顺散　从证方

生脉散　久服康

东垣法　防气伤

杂说起　道弗彰

若精蕴　祖仲师

太阳病　旨在兹

经脉辨　标本歧

临证辨　法外思

方两出　大神奇

泄泻第十四

湿气胜　五泻成

胃苓散　厥功宏

湿而热　连芩程

湿而冷　萸附行

湿挟积　曲楂迎
虚兼湿　参附苓
脾肾泻　近天明
四神服　勿纷更
恒法外　内经精
肠脏说　得其情
泻心类　特丁宁

眩晕第十五

眩晕症　皆属肝
肝风木　相火干
风火动　两动搏
头旋转　眼纷繁
虚痰火　各分观
究其旨　总一般
痰火亢　大黄安
上虚甚　鹿茸餐
欲下取　求其端

左归饮　正元丹

呕哕吐第十六

呕吐哕　皆属胃

二陈加　时医贵

玉函经　难仿佛

小柴胡　少阳谓

吴茱萸　平酸味

食已吐　胃热沸

黄草汤　下其气

食不入　火堪畏

黄连汤　为经纬

若呃逆　代赭汇

癫狂痫第十七

重阳狂　重阴癫

静阴象　动阳宣

狂多实　痰宜蠲

癫虚发　石补天

忽搐搦　痫病然

五畜状　吐痰涎

有生病　历岁年

火气亢　芦荟平

痰积锢　丹矾穿

三证本　厥阴愆

体用变　标本迁

伏所主　所因先

收散互　逆从连

和中气　妙转旋

悟到此　治立痊

五淋癃闭赤白浊遗精第十八

五淋病　皆热结

膏石劳　气与血

五淋汤　是秘诀

败精淋　加味啜

外冷淋　肾气咽

点滴无　名癃闭

气道调　江河决

上窍通　下窍泄

外窍开　水源凿

分利多　医便错

浊又殊　窍道别

前饮投　精愈涸

肾套谈　理脾恪

分清饮　佐黄柏

心肾方　随补缀

若遗精　另有说

有梦遗　龙胆折

无梦遗　十全设

坎离交　亦不切

疝气第十九

疝任病　归厥阴

寒筋水　气血寻
狐出入　癫顽麻
专治气　景岳箴
五苓散　加减斟
茴香料　著医林
痛不已　须洗淋

痰饮第二十

痰饮源　水气作
燥湿分　治痰略
四饮名　宜斟酌
参五脏　细量度
补和攻　视强弱
十六方　各凿凿
温药和　博返约
阴霾除　阳光灼
滋润流　时医错
真武汤　水归壑

白散方　窥秘钥

消渴第二十一

消渴证　津液干

七味饮　一服安

金匮法　别三般

二阳病　治多端

少阴病　肾气寒

厥阴病　乌梅丸

变通妙　燥热餐

伤寒温疫第二十二

伤寒病　极变迁

六经法　有真传

头项病　太阳编

胃家实　阳明编

眩苦呕　少阳编

吐利痛　太阴编

但欲寐　少阴编

吐蛔渴　厥阴编

长沙论　叹高坚

存津液　是真诠

汗吐下　温清悬

补贵当　方而圆

规矩废　甚于今

二陈尚　九味寻

香苏外　平胃临

汗源涸　耗真阴

邪传变　病日深

目击者　实痛心

医医法　脑后针

若温疫　治相侔

通圣散　两解求

六法备　汗为尤

达原饮　昧其由

司命者　勿逐流

妇人经产杂病第二十三

妇人病　　四物良

月信准　　体自康

渐早至　　药宜凉

渐迟至　　重桂姜

错杂至　　气血伤

归脾法　　主二阳

兼郁结　　逍遥长

种子者　　即此详

经闭塞　　禁地黄

孕三月　　六君尝

安胎法　　寒热商

难产者　　保生方

开交骨　　归芎乡

血大下　　补血汤

脚小指　　艾火炀

胎衣阻　　失笑匡

产后病　生化将
合诸说　俱平常
资顾问　亦勿忘
精而密　长沙室
妊娠篇　丸散七
桂枝汤　列第一
附半姜　功超轶
内十方　皆法律
产后篇　有神术
小柴胡　首特笔
竹叶汤　风痉疾
阳旦汤　功与匹
腹痛条　须详悉
羊肉汤　疠痛谧
痛满烦　求枳实
着脐痛　下瘀吉
痛而烦　里热窒
攻凉施　毋固必

杂病门　还熟读

二十方　效俱速

随证详　难悉录

唯温经　带下服

甘麦汤　脏躁服

药到咽　效可卜

道中人　须造福

小儿第二十四

小儿病　多伤寒

稚阳体　邪易干

凡发热　太阳观

热未已　变多端

太阳外　仔细看

遵法治　危而安

若吐泻　求太阴

吐泻甚　变风淫

慢脾说　即此寻

阴阳证　二太擒
千古秘　理蕴深
即痘疹　此传心
谁同志　度金针

续编医学三字经

清·胥紫来

一、脏腑经络

医之初　　脏腑详
未入室　　先升堂
曰肝心　　脾肺肾
此五脏　　五行蕴
胃膀胱　　大小肠
三焦胆　　六腑囊
小肠心　　大肠肺
胆联肝　　脾联胃
肾膀胱　　表里配
胞与焦　　十二位
心为主　　出聪明
肺为辅　　治节行
肝将军　　主谋虑
脾仓廪　　出五味
肾作强　　出伎巧
焦决渎　　主水道

膻中臣　出喜乐
膀州都　津液蓄
大传导　变化出
小受盛　主化物
胆决断　十二官
心明暗　定危安

二、六经标本

足太阳　寒水经
主皮肤　护周身
表中表　统卫营
行身后　脉上循
头项肩　腰背臀
六经首　一身藩
外邪来　此先干
受诸病　名伤寒
他经病　由兹传
法早治　表即痊

其本寒　其标热
标本从　三纲别
小雪后　大寒前
司天岁　辰戌年
足阳明　属燥金
主肌肉　行前身
表中里　部明堂
鼻同额　两目眶
其本燥　其标阳
化从中　治清凉
表宜解　里宜清
腑症成　下之灵
秋分后　立冬先
卯酉岁　主司天
足少阳　相火经
行身侧　职主筋
脉循胁　络耳根
标本同　表里均

和为贵　虚实伦

腑属火　火宜清

司天岁　在寅申

小满暑　主气存

足太阴　是湿土

里中表　腹内主

化从本　寒热生

温下法　理中军

脉布胃　有传经

有直中　误下分

司天岁　未与丑

完白露　起大暑

足少阴　身本根

里中表　表里均

循喉舌　金水联

其本热　其标寒

病从化　有二门

寒回阳　热救阴

春分起　立夏完

逢子午　司天年

足厥阴　风木经

里中里　阴中阴

络于肝　循宗筋

阴丽极　阳将生

其本热　其标寒

化从中　治惟难

阴阳混　寒热兼

寒热判　温凉悬

逢己亥　主气年

大寒起　惊蛰圆

六经法　详伤寒

合并病　单双传

五脏明　六经宜

宗扁仲　是真诠

人逐流　症千般

能循本　源独探

括诸病　十一端
参活法　应用宽

三、病因病机

医要领　一言明
情源辨　在识人
人之身　阴阳均
偏生疾　有二因
外因天　内因人
六经括　五脏擒
脏不安　五痀生
经不和　六邪侵
从外内　治分经
从内外　别药针
论经症　仲景详
核外感　略内伤
论脏病　越人良
外感略　内伤详

各因时　　仔细量

何先后　　何短长

秦汉医　　循本诊

揭要道　　举纲领

纲领正　　条目明

心烦痛　　热周身

肝胁痛　　满转筋

肺喘咳　　寒热蒸

脾体重　　肢难用

肾胫寒　　少腹痛

头项痛　　太阳寒

阳明热　　实渴烦

少阳呕　　苦热寒

太阴吐　　下食难

但欲寐　　少阴经

厥阴证　　消渴生

饥不食　　气冲心

十一证　　必须分

一曰气　　二曰血

有不和　　伤劳制

三痰凝　　四郁结

五饮食　　失其节

一风中　　二寒伤

三暑感　　四湿戕

五燥感　　六火侵

十一病　　内外生

廿二条　　诸病根

探得源　　流易清

学斯法　　韬略存

穷病源　　知病情

急病火　　怪病痰

暴病实　　久虚残

里外宁　　表内安

寒喜热　　热喜寒

热好语　　寒懒言

虚静默　　实躁烦

实热表　阳偏生

虚寒里　偏于阴

临阵辨　病情真

十六语　有传薪

虚宜补　寒宜温

里攻下　善用兵

实宜夺　热宜凉

表发散　队归行

论病源　不泥方

是外感　宗南阳

是内伤　千金良

内外杂　活法详

天人验　灵素参

难经旨　其味甘

伤寒论　金匮函

须讲究　细心看

诸大家　亦当观

博返约　学入门

认症法　须讨论
汤头歌　记无忘
药性歌　解宜详
读本草　求证凭
参纲目　识产形
三字作　医经纲
只明理　未载方
方治病　未尽能
勿执方　洁古云
冀后学　理先明
明活法　妙在人
勤自得　怠无成
戒之哉　宜有恒

四、脉法要诀

诊脉法　要无繁
先须辨　病情源
初著手　取寸口

分阴阳　辨症候

两纲举　六目明

表脉浮　里脉沉

数热盛　迟寒伤

细虚弱　大实强

调神息　妙心清

辨浮沉　指重轻

鼻息准　迟数详

无力阴　有力阳

廿一脉　统六行

浮为表　属腑阳

轻手诊　象攸彰

浮有力　洪火炀

浮无力　虚气伤

浮虚甚　散靡常

如捻葱　芤血殃

似按鼓　革邪强

浮柔细　濡湿妨

兼六脉　浮中详
沉为里　属脏阴
重手按　始了心
沉著骨　伏邪深
沉底硬　牢寒淫
沉细软　弱虚寻
兼三脉　沉中分
迟为寒　脏病是
三四至　数可揣
迟不愆　缓最美
迟不流　涩血否
迟偶停　结郁实
止有定　代多死
兼四脉　有条理
数为热　腑病同
五至上　七八凶
数流利　滑痰蒙
数牵转　紧寒攻

数有止　促热烘

独见关　动崩中

兼四脉　休朦胧

细主虚　蛛丝象

脉属阴　病可想

细不现　微气殃

细小浮　濡气伤

细小沉　弱失养

兼三脉　辨朗朗

大主实　阔易知

阳邪病　实可思

如涌沸　洪热司

大有力　实邪持

长端直　弦脉资

或浮沉　或迟数

脉短长　分强弱

廿七脉　大略明

重六脉　识病情

病情得　学入门
源再探　进一层
辨病源　脉经云
右气口　左人迎
外感伤　人迎盛
气口强　内伤病
内因人　伤七情
病五痾　脉分程
气虚濡　散微衰
气实大　弦牢来
血虚弱　血脱芤
动失血　滑痰忧
郁为病　脉短结
饮食停　伏有力
浮迟风　浮紧寒
虚伤暑　濡湿传
革伤燥　火邪洪
内外病　脉不同

六脉浮　属太阳

六脉大　阳明强

六脉弦　少阳经

六脉沉　属太阴

六脉细　属少阴

脉沉弦　厥阴经

六经病　凭脉分

判凶吉　胃神根

三无亏　五内平

有一违　疾疴生

若全失　绝脉征

七怪脉　知宜确

雀啄连　止又作

屋漏水　时一落

弹石沉　按之搏

乍密疏　如解索

虾游冉　忽一跃

息未遑　鱼翔若

釜空浮	无根足
七怪形	医休药
妇人脉	重在尺
尺涩微	经期愆
三部常	月候顺
尺有神	身有孕
诊有胎	脉滑疾
按之散	三月必
按不散	五月实
和滑代	二月率
妇有孕	尺数弦
崩下血	革亦然
将产脉	名离经
动胎气	脉变形
产伤阴	血不止
不上关	十九死
尺弱涩	阳虚寒
年少得	受胎难

年大得　　绝产干

小儿脉　　无由验

指三关　　脉纹占

热紫色　　伤寒红

白疳疾　　青惊风

隐隐黄　　正气充

见黑色　　症多凶

在风关　　病弗忌

在气关　　重留意

在命关　　危须记

纹入掌　　感伤别

弯里风　　弯外积

五岁上　　脉无位

一指诊　　常六至

加则火　　减则寒

浮表病　　沉里愆

若脉乱　　变蒸热

吐不食　　或烦渴

有定期　宜分别

半岁儿　外候切

按额中　病情晰

外感风　三指热

内伤寒　指冷冽

食指烧　有食积

夹惊风　名中热

论部位　五脏分

认脉法　口传心

三字诀　析理精

济世术　活人经

五、药物性能

药治病　肇神农

明性味　用兵同

四时赋　药性成

寒与热　温凉平

六气化　药味生

酸甘苦　咸淡辛

天生物　各有长

论大略　分阴阳

气厚味　阳多升

味厚气　降从阴

阴实重　阳虚轻

重收敛　轻散升

有勇悍　有醇良

辨补泻　识温凉

一药用　名单方

数品合　佐使详

似排兵　队有行

伍不紊　军威强

有相反　有相畏

遇妊娠　有当忌

大戟藻　芫花遂

反甘草　勿同队

半瓜贝　白及蔹

反乌头　多争战

细辛芍　与诸参

反藜芦　忌酒浸

云母粉　反决明

葱同蜜　服损人

密陀僧　畏狼毒

川草乌　畏犀角

硫畏硝　砒畏银

牙硝畏　京三棱

桂畏石　郁畏丁

五灵脂　畏人参

巴豆烈　畏丑牛

有同用　义深求

犯胎药　水蛭银

巴豆麝　漆三棱

雄乌附　虻蚖斑

蝉蜈蚣　犀牛牵

芫大戟　黄雌雄

牡丹桂　半南通

代赭葛　瞿礌砂

薏桃仁　硝槐花

延牛膝　蟹茅根

孕忌服　保生生

药味详　本草经

举要品　大旨申

人参寒　补五脏

安精神　滋阳亢

沙参寒　补肺虚

益中气　寒热须

玄参寒　补肾阴

水济火　积热清

丹参寒　补心血

消烦疼　调经脉

天门冬　清燥热

润肺肾　滋嗽血

麦门冬　清心烦

补肺液　　止咳痰

生地黄　通行血

吐衄崩　　清燥热

熟地黄　补真阴

填骨髓　　益肾精

知母寒　清肺金

润燥咳　　滋肾阴

黄柏寒　滋血阴

降火热　　清骨蒸

蔓荆寒　散风热

脑鸣痛　　滋凉血

淡豉寒　发汗灵

清烦呕　　治头疼

浮萍寒　达皮肤

发邪汗　　湿痒除

前胡寒　降气痰

治喘咳　　散风寒

薄荷寒　表厥阴

消风痰　头目清

茵陈寒　泻湿热

治疸黄　时疟疾

白鲜寒　理太阴

驱湿热　肢强伸

大黄寒　泻肠胃

消积肿　破血气

朴硝寒　攻实热

下血痰　消聚结

枳实寒　消痞满

破食积　勇不缓

枳壳寒　快肺气

消痞胀　宽肠胃

瓜蒌寒　清上焦

降气火　痰咳消

白前寒　泻肺经

降痰气　咳逆清

葶苈寒　泻肺气

定喘咳　息贲愈

兜铃寒　肺热清

消痰喘　止嗽声

黄芩寒　泻肺火

气痢消　安胎妥

栀子寒　清三焦

实火泻　郁烦消

连翘寒　散火结

解疮毒　舒气血

黄连寒　清心热

治目障　医肠澼

白薇寒　解风热

清烦满　通任脉

石膏寒　清热好

头牙痛　解肌表

花粉寒　解热烦

清火毒　消咳痰

莕苈寒　清肺气

解百毒　咳嗽利

桑皮寒　清补肺

定喘咳　降血气

竹叶寒　解热烦

沥降火　消风痰

竹茹寒　清上焦

凉血热　噎碗消

丹皮寒　清和血

解骨蒸　心肾热

灯心寒　降心热

治淋肿　通气血

石莲寒　清心烦

遗精愈　盗汗痊

朱砂寒　主镇心

驱邪热　却风惊

犀角寒　凉血热

心胃清　毒邪绝

羚角寒　益肾气

明眼目　驱毒厉
牛黄寒　祛风痰
清心热　治惊痫
龙齿寒　镇肝心
疗癫狂　治痫惊
龙胆寒　清肝热
消蛊惊　骨间疾
青黛寒　除热毒
治痫痢　平肝木
赤芍寒　泻肝热
治肠风　破血积
蒙花寒　润肝燥
消肿瞖　明目了
木贼寒　平肝木
消膜瞖　散火郁
秦皮寒　补肾肝
涩崩带　明目专
骨皮寒　凉肝血

清骨蒸　泻肾热

泽泻寒　泻肾经

利膀胱　水湿清

猪苓寒　水湿利

通五淋　泄肾气

萆薢寒　利膀胱

清遗浊　却湿疮

瞿麦寒　破血蓄

利膀胱　消翳膜

车前寒　通小便

气癃疼　水湿散

滑石寒　消暑客

利水道　清胃热

金铃寒　降狂热

虫疝疼　利便涩

夏枯寒　清肝热

散结气　消瘰疬

大戟寒　驱水勇

利二便　　消胀肿

芫花寒　　祛水痰

胀喘急　　肤肿痊

甘遂寒　　少阴药

腹肿满　　水湿逐

常山寒　　专截疟

郁痰消　　水肿却

海藻寒　　水肿驱

破瘿瘤　　治痈疽

龙骨寒　　涩精血

止汗痢　　疗惊热

牡蛎寒　　强骨筋

除盗汗　　梦遗精

银花寒　　风湿却

除热痢　　解疮毒

苡仁寒　　渗湿气

消肿痛　　水湿利

山甲寒　　能行散

通经络　痘疮见
芦根寒　清烦热
茅根寒　能凉血
贯众寒　解毒热
破癥瘕　驱时疾
白矾寒　**枯**化痰
生解毒　疮肿痊
射干寒　降气痰
咽喉肿　咳逆烦
雷丸寒　入肠胃
消积专　杀虫锐
三棱寒　破气血
除癥块　消聚积
苏木寒　破积血
通月经　医扑跌
益母寒　通行血
经产崩　诸血疾
侧柏寒　凉血热

吐衄崩　医赤白

藕节寒　止吐血

消瘀衄　解酒热

地榆寒　血热用

血痢崩　疡止痛

郁金寒　行气血

散郁疼　调经逆

香附寒　散郁结

消食疼　调经血

青蒿寒　解热烦

骨蒸愈　盗汗痊

牵牛寒　泻肺气

祛湿热　通便闭

槐实寒　清大肠

治肠风　理血良

桃仁寒　逐瘀血

消癥虫　润肠涩

代赭寒　交肾心

驱风蛊　　定痫惊

桂心热　　壮精神

化血气　　宣阳明

官桂热　　温阴经

毛窍通　　血分行

骨脂热　　补元阳

遗精尿　　温肾强

芦巴热　　温命门

壮元阳　　祛寒凝

巴戟热　　益肾精

辟风邪　　须酒浸

鹿茸热　　助肾阳

通督脉　　补虚昂

山茱热　　补肾肝

秘精气　　祛湿寒

五味热　　补肾液

敛肺气　　医咳逆

韭子热　　补肾阳

遗浊精　逐瘀强

艾叶热　回元阳

温气血　安胎良

硫黄热　补火良

祛虫毒　润大肠

川椒热　补真火

逐寒邪　杀虫果

胡椒热　能下气

心腹疼　温中贵

良姜热　治心痛

食气消　转筋用

菖蒲热　开心窍

驱风痹　出声妙

丁香热　温胃阳

除寒呕　止痛良

荜茇热　温中气

阴疝消　霍乱治

澄茄热　除胀哕

消食冷　逐痰澼

吴萸热　主温中

下气痛　除湿风

巴豆热　破积寒

透肠胃　消癥痰

白附热　引药升

驱风寒　冷气平

乌头热　祛骨风

痰湿痹　力能攻

虎骨热　壮骨筋

腰膝痛　却风惊

附子热　回元阳

风寒逆　温经强

干姜热　主温中

寒逆咳　除湿风

白蔻热　温脾肺

消食疼　安反胃

草蔻热　暖胃寒

破痞气　消食痰
砂仁热　醒脾胃
止呕疼　行滞气
益智热　燥补脾
固精气　交坎离
檀香热　胃阳升
辟恶邪　秽气清
雄黄热　驱厉疫
杀毒虫　消血积
酒性热　通行血
祛风寒　畅经络
厚朴温　降气痰
消胀满　泻痢痊
远志温　通肾心
医咳逆　慧灵生
黄芪温　补气虚
安理表　托脓疽
桂枝温　调气血

解肌表　利关节

防风温　祛风眩

骨节疼　疮疡散

藁本温　散表风

头顶痛　督脉通

羌活温　风寒散

治头疼　发表汗

独活温　行少阴

祛风湿　痉疝瘾

细辛温　散湿寒

利窍节　咳逆痉

荆芥温　风毒散

理肝血　升发汗

天麻温　祛肝风

治头眩　血气通

白芷温　风热清

治疮脓　表阳明

苍耳温　善发汗

通上下　风湿散

防己温　湿肿消

治脚气　泻下焦

麻黄温　发汗强

散风寒　泻肺良

灵仙温　通经络

驱风湿　疏泄药

紫苏温　散风寒

行气血　利肺间

藿香温　太阴寒

止呕吐　腹痛痊

苍术温　燥脾胃

升发汗　除湿气

生姜温　散风寒

通神气　呕吐痊

葱白温　阳气通

解肌表　药先锋

杏仁温　散风寒

定喘咳　治便难

白芥温　利痰咳

舒气凝　宽中膈

苏子温　降痰气

消咳喘　润心肺

荆实温　下肺气

心腹痛　痰咳利

半夏温　除逆气

头眩咳　咽喉利

槟榔温　水谷消

破滞气　杀虫高

莱菔温　泻脾用

消食痰　气胀痛

木香温　肺气舒

里急痛　邪毒除

沉香温　降气专

胀痛除　痰涩蠲

乌药温　顺诸气

通膀胱　宣脾肺

桔梗温　泻肺金

提气血　喉膈清

香兰温　散郁气

中满消　痰癖利

青皮温　削平肝

滞气散　胸膈宽

橘皮温　降逆气

消水谷　疏脾肺

金沸温　消结气

除寒热　水咳利

山楂温　消食停

降血气　逐痰凝

草果温　消食胀

逐疟痰　驱瘟瘴

神曲温　理脾胃

消食积　止泻痢

麦芽温　消食积

健脾胃　　开中膈

大蒜温　　消化谷

散恶疮　　驱虫毒

皂角温　　开窍良

刺攻毒　　**子**通肠

大茴温　　开提胃

治疝疼　　消脚气

小茴温　　除疝气

腰腹疼　　暖中胃

麝香温　　通关窍

驱蛊毒　　惊痫妙

木瓜温　　祛湿侵

治霍乱　　脚转筋

榴皮温　　敛精血

肠风痢　　均可涩

乌梅温　　益精气

消烦渴　　止泻痢

首乌温　　滋血阴

补肝肾　敛气精

当归温　补血阴

滋劳咳　润肠心

川芎温　补血行

开郁结　治脑疼

茜草温　行营血

疗崩扑　通经脉

羊藿温　益命门

助阳精　治茎疼

苁蓉温　补肾阳

益精髓　治劳伤

枸杞温　补肾精

消渴热　壮骨筋

杜仲温　强骨筋

治腰痛　固肾精

蒺藜温　补肾肝

明目效　腰痛拈

肉蔻温　补脾胃

消冷疼　止泻痢

饴糖温　补中气

消痰咳　润脾肺

扁豆温　补脾阳

消暑湿　止泻良

白术温　补脾虚

痰食化　汗湿驱

龙眼温　益智神

诸虚补　眼目明

荔枝温　滞气散

暖肝肾　**核**治疝

续断温　补肾肝

治崩带　筋骨安

碎补温　破积血

治折伤　续骨节

姜黄温　最破血

心腹疼　降气逆

干漆温　专行血

杀瘵虫　破坚积

红花温　消瘀热

多通经　少养血

延胡温　行气血

治崩淋　调经脉

莪术温　破血气

通经脉　腹痛治

伏龙温　治血崩

吐便血　及催生

草霜温　善止血

治崩吐　清喉舌

松节温　祛风痹

驱百邪　调血气

南星温　祛风痰

身强直　破积寒

白果温　补肺气

治喘咳　解酒痢

冬花温　滋润肺

消咳痰　寒热退

紫菀温　消痰气

解寒热　咳嗽利

辛夷温　鼻塞通

医齿痛　头面风

大枣温　补中气

健四肢　调营卫

甘草平　解肿毒

和脏腑　通经络

蜂蜜平　润燥结

补三焦　导肠涩

茯神平　补心神

舌干润　惊悸宁

茯苓平　补脾肺

消湿痰　舒结气

留行平　肿胀消

行经血　下乳妙

胡桃平　滑润燥

治腰疼　泽肌表

胡麻平　润肌肤

明眼目　补气虚

麻仁平　通肠胃

清燥热　通便闭

秦艽平　除湿热

治风劳　滋润血

葳蕤平　风湿驱

腰胯痛　目泪须

豨莶平　驱湿气

骨筋痛　肢麻痹

寄生平　散风湿

补血虚　坚筋骨

荷叶平　清血气

治崩吐　脱肛痢

鳖甲平　达肝心

治劳疟　破瘕癥

龟胶平　滋补血

治崩带　通任脉

阿胶平　补肺阴

滋劳咳　治漏崩

贝母平　润肺心

解烦郁　痰咳清

百部平　清肺热

止咳嗽　尸虫绝

杷叶平　清肺胃

除呕咳　降痰气

白蔹平　散疮毒

创生肌　敛跌扑

豆根平　泻凉心

治咽痛　清肺金

苦参平　清心热

散疮肿　消气积

地肤平　利膀胱

理皮肤　散恶疮

鸡金平　泄利妙

消食积　　止遗尿

土苓平　　补脾胃

疮毒消　　膀胱利

郁仁平　　降滞气

消水肿　　利便闭

木通平　　泻湿热

利关窍　　通血脉

牛膝平　　降气血

治膝疼　　泻湿热

橘叶平　　行达肝

核止痛　　肾膀安

桑椹平　　滋阴血

补肾水　　祛风湿

黑豆平　　补肾谷

利水气　　消肿毒

菟丝平　　补肾精

续绝伤　　气力生

莲须平　　主清心

通肾气　固元精

芡实平　治遗精

补脾胃　泻痢珍

石脂平　固肠胃

治疮疡　脓血痢

石斛平　补虚弱

除冷痢　壮筋骨

黄精平　益气精

驱风湿　服长春

柏仁平　补益心

敛汗液　除悸惊

枣仁平　补益肝

汗渴解　胆虚安

乌贼平　通和血

消瞖泪　肝肾疾

菊花平　清风热

头目眩　收泪捷

蝉蜕平　治风惊

杀痨疾　退瞖侵

僵蚕平　消风痰

治喉痹　止痒痫

芜荑平　化积食

驱风虫　利肤节

鹤虱平　杀三虫

根解毒　利喉咙

升麻平　清胃热

提下陷　发痘捷

葛根平　风热清

解肌表　渴生津

柴胡平　清少阳

舒气积　升清强

腹皮平　下膈气

消浮肿　健脾胃

琥珀平　治悸惊

消瘀血　通五淋

狗脊平　补肾肝

腰脚痹　强机关

山药平　补中气

长肌肉　强阴锐

决明平　清肝热

收目泪　止鼻血

谷精平　明目用

除晕瞖　喉齿痛

百合平　滋润肺

治心疼　嗽咳利

女贞平　补肾肝

明目用　滋阴餐

白芍平　平肝经

行气血　安太阴

大力平　解毒热

消疮疹　利咽膈

使君平　健脾雄

除虚热　杀脏虫

仙藤平　散风寒

行气血　腹痛安
佛手平　痰咳清
消气痛　建功勋

濒湖脉学

明·李时珍

浮阳

浮脉：举之有余，按之不足。如微风吹鸟背上毛，厌厌聂聂，如循榆荚。如水漂木。如捻葱叶。

【体状诗】浮脉惟从肉上行，如循榆荚似毛轻。三秋得令知无恙，久病逢之却可惊。

【相类诗】浮如木在水中浮，浮大中空乃是芤。拍拍而浮是洪脉，来时虽盛去悠悠。浮脉轻平似捻葱，虚来迟大豁然空。浮而柔细方为濡，散似杨花无定踪。

【主病诗】浮脉为阳表病居，迟风数热紧寒拘。浮而有力多风热，无力而浮是血虚。寸浮头痛眩生风，或有风痰聚在胸。关上土衰兼木旺，尺中溲便不流通。

沉阴

沉脉：重手按至筋骨乃得。如绵裹砂，内刚外柔。如石投水，必极其底。

【体状诗】水行润下脉来沉，筋骨之间软滑匀。女子寸兮男子尺，四时如此号为平。

【相类诗】沉帮筋骨自调匀，伏则推筋着骨寻。沉细如绵真弱脉，弦长实大是牢形。

【主病诗】沉潜水蓄阴经病，数热迟寒滑有痰。无力而沉虚与气，沉而有力积并寒。寸沉痰郁水停胸，关主中寒痛不通。尺部浊遗并泄痢，肾虚腰及下元痌。

迟阴

迟脉：一息三至，去来极慢。

【体状诗】迟来一息至惟三，阳不胜

阴气血寒。但把浮沉分表里，消阴须益火之原。

【相类诗】脉来三至号为迟，小快于迟作缓持。迟细而难知是涩，浮而迟大以虚推。

【主病诗】迟司脏病或多痰，沉痼癥瘕仔细看。有力而迟为冷痛，迟而无力定虚寒。寸迟必是上焦寒，关主中寒痛不堪。尺是肾虚腰脚重，溲便不禁疝牵丸。

数阳

数脉：一息六至。脉流薄疾。

【体状诗】数脉息间常六至，阴微阳盛必狂烦。浮沉表里分虚实，惟有儿童作吉看。

【相类诗】数比平人多一至，紧来如数似弹绳。数而时止名为促，数见关中动脉形。

【主病诗】数脉为阳热可知，只将君相火来医。实宜凉泻虚温补，肺病秋深却畏之。寸数咽喉口舌疮，吐红咳嗽肺生疡。当关胃火并肝火，尺属滋阴降火汤。

滑 阳中阴

滑脉：往来前却，流利展转，替替然如珠之应指。漉漉如欲脱。

【体状相类诗】滑脉如珠替替然，往来流利却还前。莫将滑数为同类，数脉惟看至数间。

【主病诗】滑脉为阳元气衰，痰生百病食生灾。上为吐逆下蓄血，女脉调时定有胎。寸滑膈痰生呕吐，吞酸舌强或咳嗽。当关宿食肝脾热，渴痢癫淋看尺部。

涩 阴

涩脉：细而迟，往来难，短且散，或

一止复来。参伍不调。如轻刀刮竹。如雨
沾沙。如病蚕食叶。

【体状诗】细迟短涩往来难，散止依
稀应指间。如雨沾沙容易散，病蚕食叶慢
而艰。

【相类诗】参伍不调名曰涩，轻刀刮
竹短而难。微似秒芒微软甚，浮沉不别有
无间。

【主病诗】涩缘血少或伤精，反胃亡
阳汗雨淋。寒湿入营为血痹，女人非孕即
无经。寸涩心虚痛对胸，胃虚胁胀察关
中。尺为精血俱伤候，肠结溲淋或下红。

虚阴

虚脉：迟大而软，按之无力，隐指豁
豁然空。

【体状相类诗】举之迟大按之松，脉
状无涯类谷空。莫把芤虚为一例，芤来浮

大似慈葱。

【主病诗】脉虚身热为伤暑,自汗怔忡惊悸多。发热阴虚须早治,养营益气莫蹉跎。血不荣心寸口虚,关中腹胀食难舒。骨蒸痿痹伤精血,却在神门两部居。

实阳

实脉:浮沉皆得,脉大而长,微弦。应指幅幅然。

【体状诗】浮沉皆得大而长,应指无虚幅幅强。热蕴三焦成壮火,通肠发汗始安康。

【相类诗】实脉浮沉有力强,紧如弹索转无常。须知牢脉帮筋骨,实大微弦更带长。

【主病诗】实脉为阳火郁成,发狂谵语吐频频。或为阳毒或伤食,大便不通或气疼。寸实应知面热风,咽疼舌强气填胸。当关脾热中宫满，尺实腰肠痛不通。

长阳

长脉：不大不小，迢迢自若。如揭长竿末梢，为平。如引绳，如循长竿，为病。

【体状相类诗】过于本位脉名长，弦则非然但满张。弦脉与长争较远，良工尺度自能量。

【主病诗】长脉迢迢大小匀，反常为病似牵绳。若非阳毒癫痫病，即是阳明热势深。

短阴

短脉：不及本位。应指而回，不能满部。

【体状相类诗】两头缩缩名为短，涩短迟迟细且难。短涩而浮秋喜见，三春为贼有邪干。

【主病诗】短脉惟于尺寸寻，短而滑数酒伤神。浮为血涩沉为痞，寸主头疼尺腹疼。

洪阳

洪脉：指下极大。来盛去衰。来大去长。

【体状诗】脉来洪盛去还衰，满指滔滔应夏时。若在春秋冬月分，升阳散火莫狐疑。

【相类诗】洪脉来时拍拍然，去衰来盛似波澜。欲知实脉参差处，举按弦长愊愊坚。

【主病诗】脉洪阳盛血应虚，相火炎炎热病居。胀满胃翻须早治，阴虚泄痢可踌躇。寸洪心火上焦炎，肺脉洪时金不堪。肝火胃虚关内察，肾虚阴火尺中看。

微阴

微脉：极细而软，按之如欲绝，若有若无。细而稍长。

【体状相类诗】微脉轻微瀲瀲乎，按之欲绝有如无。微为阳弱细阴弱，细比于微略较粗。

【主病诗】气血微兮脉亦微，恶寒发热汗淋漓。男为劳极诸虚候，女作崩中带下医。寸微气促或心惊，关脉微时胀满形。尺部见之精血弱，恶寒消瘅痛呻吟。

紧阳

紧脉：来往有力，左右弹人手。如转索无常。数如切绳。如纫箄线。

【体状诗】举如转索切如绳，脉象因之得紧名。总是寒邪来作寇，内为腹痛外身疼。

【相类诗】见弦实。

【主病诗】紧为诸痛主于寒，喘咳风痫吐冷痰。浮紧表寒须发越，紧沉温散自然安。寸紧人迎气口分，当关心腹痛沉沉。尺中有紧为阴冷，定是奔豚与疝疼。

缓阴

缓脉：去来小快于迟。一息四至。如丝在经，不卷其轴，应指和缓，往来甚匀。如初春杨柳舞风之象。如微风轻飐柳梢。

【体状诗】缓脉阿阿四至通，柳梢袅袅飐轻风。欲从脉里求神气，只在从容和缓中。

【相类诗】见迟脉。

【主病诗】缓脉营衰卫有余，或风或湿或脾虚。上为项强下痿痹，分别浮沉大小区。寸缓风邪项背拘，关为风眩胃家虚。神门濡泄或风秘，或是蹒跚足力迁。

芤 阳中阴

芤脉：浮大而软，按之中央空，两边实。中空外实，状如慈葱。

【体状诗】芤形浮大软如葱，边实须知内已空。火犯阳经血上溢，热侵阴络下流红。

【相类诗】中空旁实乃为芤，浮大而迟虚脉呼，芤更带弦名曰革，芤为失血革血虚。

【主病诗】寸芤积血在于胸，关里逢芤肠胃痈。尺部见之多下血，赤淋红痢漏崩中。

弦 阳中阴

弦脉：端直以长。如张弓弦。按之不移，绰绰如按琴瑟弦。状若筝弦。从中直过，挺然指下。

【体状诗】弦脉迢迢端直长，肝经木旺土应伤。怒气满胸常欲叫，翳蒙瞳子泪淋浪。

【相类诗】弦来端直似丝弦，紧则如绳左右弹。紧言其力弦言象，牢脉弦长沉伏间。

【主病诗】弦应东方肝胆经，饮痰寒热虐缠身。浮沉迟数须分别，大小单双有重轻。寸弦头痛膈多痰，寒热癥瘕察左关。关右胃寒心腹痛，尺中阴疝脚拘挛。

革 阴

革脉：弦而芤。如按鼓皮。

【体状主病诗】革脉形如按鼓皮，芤弦相合脉寒虚。女人半产并崩漏，男子营虚或梦遗。

【相类诗】见芤、牢。

牢 阴中阳

牢脉：似沉似伏，实大而长，微弦。

【体状相类诗】弦长实大脉牢坚，牢位常居沉伏间。革脉芤弦自浮起，革虚牢实要详看。

【主病诗】寒则牢坚里有余，腹心寒痛木乘脾。疝癞癥瘕何愁也，失血阴虚却忌之。

濡 阴

濡脉：极软而浮细，如帛在水中，轻手相得，按之无有。如水上浮沤。

【体状诗】濡形浮细按须轻，水面浮绵力不禁。病后产中犹有药，平人若见是无根。

【相类诗】浮而柔细知为濡，沉细而柔作弱持。微则浮微如欲绝，细来沉细近于微。

【主病诗】濡为亡血阴虚病，髓海丹田暗已亏。汗雨夜来蒸入骨，血山崩倒湿侵脾。寸濡阳微自汗多，关中其奈气虚何，尺伤精血虚寒甚，温补真阴可起疴。

弱阴

弱脉：极软而沉细，按之乃得，举手无有。

【体状诗】弱来无力按之柔，柔细而沉不见浮。阳陷入阴精血弱，白头犹可少年愁。

【相类诗】见濡脉。

【主病诗】弱脉阴虚阳气衰，恶寒发热骨筋痿。多惊多汗精神减，益气调营急早医。寸弱阳虚病可知，关为胃弱与脾衰。欲求阳陷阴虚病，须把神门两部推。

散阴

散脉：大而散，有表无里。涣漫不收。无统纪，无拘束，至数不齐，或来多去少，或去多来少，涣散不收，如杨花散漫之象。

【体状诗】散似杨花散漫飞，去来无定至难齐。产为生兆胎为堕，久病逢之不必医。

【相类诗】散脉无拘散漫然，濡来浮细水中绵。浮而迟大为虚脉，芤脉中空有两边。

【主病诗】左寸怔忡右寸汗，溢饮左关应软散。右关软散胕胕肿，散居两尺魂应断。

细阴

细脉：小于微而常有，细直而软，若

丝线之应指。

【体状诗】细来累累细如丝，应指沉沉无绝期。春夏少年俱不利，秋冬老弱却相宜。

【相类诗】见微、濡。

【主病诗】细脉萦萦血气衰，诸虚劳损七情乖。若非湿气侵腰肾，即是伤精汗泄来。寸细应知呕吐频，入关腹胀胃虚形。尺逢定是丹田冷，泄痢遗精号脱阴。

伏阴

伏脉：重按着骨，指下裁动。脉行筋下。

【体状诗】伏脉推筋著骨寻，指间裁动隐然深。伤寒欲汗阳将解，厥逆脐疼证属阴。

【相类诗】见沉脉。

【主病诗】伏为霍乱吐频频，腹痛多

缘宿食停。蓄饮老痰成积聚，散寒温里莫
因循。食郁胸中双寸伏，欲吐不吐常兀
兀。当关腹痛困沉沉，关后疝疼还破腹。

动阳

动脉：动乃数脉，见于关上下，无头
尾，如豆大，厥厥动摇。

【体状诗】动脉摇摇数在关，无头无
尾豆形团。其原本是阴阳搏，虚者摇兮胜
者安。

【主病诗】动脉专司痛与惊，汗因阳
动热因阴。或为泄痢拘挛病，男子亡精女
子崩。

促阳

促脉：来去数，时一止复来。如蹶之
趣，徐疾不常。

【体状诗】促脉数而时一止，此为阳

极欲亡阴。三焦郁火炎炎盛，进必无生退可生。

【相类诗】见代脉。

【主病诗】促脉惟将火病医，其因有五细推之。时时喘咳皆痰积，或发狂斑与毒疽。

结阴

结脉：往来缓，时一止复来。

【体状诗】结脉缓而时一止，独阴偏盛欲亡阳。浮为气滞沉为积，汗下分明在主张。

【相类诗】见代脉。

【主病诗】结脉皆因气血凝，老痰结滞苦沉吟。内生积聚外痈肿，疝瘕为殃病属阴。

代阴

代脉：动而中止，不能自还，因而复动。脉至还入尺，良久方来。

【体状诗】动中而止不能还，复动因而作代看。病者得之犹可疗，平人却与寿相关。

【相类诗】数而时止名为促，缓止须将结脉呼。止不能回方是代，结生代死自殊途。

【主病诗】代脉元因脏气衰，腹疼泄痢下元亏。或为吐泻中宫病，女子怀胎三月兮。

五十不止身无病，数内有止皆知定。四十一止一脏绝，四年之后多亡命。三十一止即三年，二十一止二年应。十动一止一年殂，更观气色兼形证。两动一止三四日，三四动止应六七。五六一止七八朝，次第推之自无失。

四言举要

脉乃血脉，气血之先；
血之隧道，气息应焉。
其象法地，血之府也；
心之合也，皮之部也。
资始于肾，资生于胃；
阳中之阴，本乎营卫。
营者阴血，卫者阳气；
营行脉中，卫行脉外。
脉不自行，随气而至；
气动脉应，阴阳之义。
气如橐籥，血如波澜；
血脉气息，上下循环。
十二经中，皆有动脉；
惟手太阴，寸口取决。
此经属肺，上系吭嗌；

脉之大会，息之出入。
一呼一吸，四至为息；
日夜一万，三千五百。
一呼一吸，脉行六寸；
日夜八百，十丈为准。
初持脉时，令仰其掌；
掌后高骨，是谓关上。
关前为阳，关后为阴；
阳寸阴尺，先后推寻。
心肝居左，肺脾居右；
肾与命门，居两尺部。
魂魄谷神，皆见寸口；
左主司官，右主司府。
左大顺男，右大顺女；
本命扶命，男左女右。
关前一分，人命之主；
左为人迎，右为气口。
神门决断，两在关后；

人无二脉，病死不愈。
男女脉同，惟尺则异；
阳弱阴盛，反此病至。
脉有七诊，曰浮中沉；
上下左右，消息求寻。
又有九候，举按轻重；
三部浮沉，各候五动。
寸候胸上，关候膈下；
尺候于脐，下至跟踝。
左脉候左，右脉候右；
病随所在，不病者否。
浮为心肺，沉为肾肝；
脾胃中州，浮沉之间。
心脉之浮，浮大而散；
肺脉之浮，浮涩而短。
肝脉之沉，沉而弦长；
肾脉之沉，沉实而濡。
脾胃属土，脉宜和缓；

命为相火，左寸同断。

春弦夏洪，秋毛冬石；

四季和缓，是谓平脉。

太过实强，病生于外；

不及虚微，病生于内。

春得秋脉，死在金日；

五脏准此，推之不失。

四时百病，胃气为本；

脉贵有神，不可不审。

调停自气，呼吸定息；

四至五至，平和之则。

三至为迟，迟则为冷；

六至为数，数即热证。

转迟转冷，转数转热；

迟数既明，浮沉当别。

浮沉迟数，辨内外因；

外因于天，内因于人。

天有阴阳，风雨晦冥；

人喜怒忧，思悲恐惊。
外因之浮，则为表证；
沉里迟阴，数则阳盛。
内因之浮，虚风所为；
沉气迟冷，数热何疑。
浮数表热，沉数里热；
浮迟表虚，沉迟冷结。
表里阴阳，风气冷热；
辨内外因，脉证参别。
脉理浩繁，总括于四；
既得提纲，引申触类。
浮脉法天，轻手可得；
泛泛在上，如水漂木。
有力洪大，来盛去悠；
无力虚大，迟而且柔。
虚甚则散，涣漫不收；
有边无中，其名曰芤。
浮小为濡，绵浮水面；

濡甚则微，不任寻按。

沉脉法地，近于筋骨；

深深在下，沉极为伏。

有力为牢，实大弦长；

牢甚则实，愊愊而强。

无力为弱，柔小如绵；

弱甚则细，如蛛丝然。

迟脉属阴，一息三至；

小快于迟，缓不及四。

二损一败，病不可治；

两息夺精，脉已无气。

浮大虚散，或见芤革；

浮小濡微，沉小细弱。

迟细为涩，往来极难；

易散一止，止而复还。

结则来缓，止而复来；

代则来缓，止不能回。

数脉属阳，六至一息；

七疾八极，九至为脱。

浮大者洪，沉大牢实；

往来流利，是谓之滑。

有力为紧，弹如转索；

数见寸口，有止为促。

数见关中，动脉可候；

厥厥动摇，状如小豆。

长则气治，过于本位；

长而端直，弦脉应指。

短则气病，不能满部；

不见于关，惟尺寸候。

一脉一形，各有主病；

数脉相兼，则见诸证。

浮脉主表，里必不足；

有力风热，无力血弱。

浮迟风虚，浮数风热；

浮紧风寒，浮缓风湿。

浮虚伤暑，浮芤失血；

浮洪虚火，浮微劳极。
浮濡阴虚，浮散虚剧；
浮弦痰饮，浮滑痰热。
沉脉主里，主寒主积；
有力痰食，无力气郁。
沉迟虚寒，沉数热伏；
沉紧冷痛，沉缓水蓄。
沉牢痼冷，沉实热极；
沉弱阴虚，沉细痹湿。
沉弦饮痛，沉滑宿食；
沉伏吐利，阴毒聚积。
迟脉主脏，阳气伏潜；
有力为痛，无力虚寒。
数脉主腑，主吐主狂；
有力为热，无力为疮。
滑脉主痰，或伤于食；
下为蓄血，上为吐逆。
涩脉少血，或中寒湿；

反胃结肠，自汗厥逆。
弦脉主饮，病属胆肝；
弦数多热，弦迟多寒。
浮弦支饮，沉弦悬痛；
阳弦头痛，阴弦腹痛。
紧脉主寒，又主诸痛；
浮紧表寒，沉紧里痛。
长脉气平，短脉气病；
细则气少，大则病进。
浮长风痫，沉短宿食；
血虚脉虚，气实脉实。
洪脉为热，其阴则虚；
细脉为湿，其血则虚。
缓大者风，缓细者湿；
缓涩血少，缓滑内热。
濡小阴虚，弱小阳竭；
阳竭恶寒，阴虚发热。
阳微恶寒，阴微发热；

男微虚损，女微泻血。

阳动汗出，阴动发热；

为痛与惊，崩中失血。

虚寒相搏，其名为革；

男子失精，女子失血。

阳盛则促，肺痈阳毒；

阴盛则结，疝瘕积郁。

代则气衰，或泄脓血；

伤寒心悸，女胎三月。

脉之主病，有宜不宜；

阴阳顺逆，凶吉可推。

中风浮缓，急实则忌；

浮滑中痰，沉迟中气。

尸厥沉滑，卒不知人；

入脏身冷，入腑身温。

风伤于卫，浮缓有汗；

寒伤于营，浮紧无汗。

暑伤于气，脉虚身热；

湿伤于血，脉缓细涩。
伤寒热病，脉喜浮洪；
沉微涩小，证反必凶。
汗后脉静，身凉则安；
汗后脉躁，热甚必难。
阳病见阴，病必危殆；
阴病见阳，虽困无害。
上不至关，阴气已绝；
下不至关，阳气已竭。
代脉止歇，脏绝倾危；
散脉无根，形损难医。
饮食内伤，气口急滑；
劳倦内伤，脾脉大弱。
欲知是气，下手脉沉；
沉极则伏，涩弱久深。
火郁多沉，滑痰紧食；
气涩血芤，数火细湿。
滑主多痰，弦主留饮；

热则滑数，寒则弦紧。

浮滑兼风，沉滑兼气；

食伤短疾，湿留濡细。

疟脉自弦，弦数者热；

弦迟者寒，代散者折。

泄泻下痢，沉小滑弱；

实大浮洪，发热则恶。

呕吐反胃，浮滑者昌；

弦数紧涩，结肠者亡。

霍乱之候，脉代勿讶；

厥逆迟微，是则可怕。

咳嗽多浮，聚肺关胃；

沉紧小危，浮濡易治。

喘急息肩，浮滑者顺；

沉涩肢寒，散脉逆证。

病热有火，洪数可医；

沉微无火，无根者危。

骨蒸发热，脉数而虚；

热而涩小，必殒其躯。
劳极诸虚，浮软微弱；
土败双弦，火炎急数。
诸病失血，脉必见芤；
缓小可喜，数大可忧。
瘀血内蓄，却宜牢大；
沉小涩微，反成其害。
遗精白浊，微涩而弱；
火盛阴虚，芤濡洪数。
三消之脉，浮大者生；
细小微涩，形脱可惊。
小便淋闭，鼻头色黄；
涩小无血，数大何妨。
大便燥结，须分气血；
阳数而实，阴迟而涩。
癫乃重阴，狂乃重阳；
浮洪吉兆，沉急凶殃。
痫脉宜虚，实急者恶；

浮阳沉阴，滑痰数热。
喉痹之脉，数热迟寒；
缠喉走马，微伏则难。
诸风眩运，有火有痰；
左涩死血，右大虚看。
头痛多弦，浮风紧寒；
热洪湿细，缓滑厥痰。
气虚弦软，血虚微涩；
肾厥弦坚，真痛短涩。
心腹之痛，其类有九；
细迟从吉，浮大延久。
疝气弦急，积聚在里；
牢急者生，弱急者死。
腰痛之脉，多沉而弦；
兼浮者风，兼紧者寒。
弦滑痰饮，濡细肾著；
大乃肾虚，沉实闪肭。
脚气有四，迟寒数热；

浮滑者风，濡细者湿。
痿病肺虚，脉多微缓；
或涩或紧，或细或濡。
风寒湿气，合而为痹；
浮涩而紧，三脉乃备。
五疸实热，脉必洪数；
涩微属虚，切忌发渴。
脉得诸沉，责其有水；
浮气与风，沉石或里。
沉数为阳，沉迟为阴；
浮大出厄，虚小可惊。
胀满脉弦，土制于木；
湿热数洪，阴寒迟弱。
浮为虚满，紧则中实；
浮大可治，虚小危极。
五脏为积，六腑为聚；
实强者生，沉细者死。
中恶腹胀，紧细者生；

脉若浮大，邪气已深。
痈疽浮散，恶寒发热；
若有痛处，痈疽所发。
脉数发热，而痛者阳；
不数不热，不疼阴疮。
未溃痈疽，不怕洪大；
已溃痈疽，洪大可怕。
肺痈已成，寸数而实；
肺痿之形，数而无力。
肺痈色白，脉宜短涩；
不宜浮大，唾糊呕血。
肠痈实热，滑数可知；
数而不热，关脉芤虚。
微涩而紧，未脓当下；
紧数脓成，切不可下。
妇人之脉，以血为本；
血旺易胎，气旺难孕。
少阴动甚，谓之有子；

尺脉滑利，妊娠可喜。

滑疾不散，胎必三月；

但疾不散，五月可别。

左疾为男，右疾为女；

女腹如箕，男腹如釜。

欲产之脉，其至离经；

水下乃产，未下勿惊。

新产之脉，缓滑为吉；

实大弦牢，有证则逆。

小儿之脉，七至为平；

更察色证，与虎口文。

奇经八脉，其诊又别；

直上直下，浮则为督。

牢则为冲，紧则任脉；

寸左右弹，阳跷可决。

尺左右弹，阴跷可别；

关左右弹，带脉当决。

尺外斜上，至寸阴维；

尺内斜上，至寸阳维。

督脉为病，脊强癫痫；

任脉为病，七疝瘕坚。

冲脉为病，逆气里急；

带主带下，脐痛精失。

阳维寒热，目眩僵仆；

阴维心痛，胸胁刺筑。

阳跷为病，阳缓阴急；

阴跷为病，阴缓阳急。

癫痫瘛疭，寒热恍惚；

八脉脉证，各有所属。

平人无脉，移于外络；

兄位弟乘，阳溪列缺。

病脉既明，吉凶当别；

经脉之外，又有真脉。

肝绝之脉，循刀责责；

心绝之脉，转豆躁疾。

脾则雀啄，如屋之漏，

如水之流，如杯之覆。
肺绝如毛，无根萧索，
麻子动摇，浮波之合。
肾脉将绝，至如省客，
来如弹石，去如解索。
命脉将绝，虾游鱼翔，
至如涌泉，绝在膀胱。
真脉既形，胃已无气；
参察色证，断之以臆。

药性赋

选自《雷公药性赋》

寒　性

　　诸药赋性，此类最寒。**犀角**解乎心热；**羚羊**清乎肺肝。**泽泻**利水通淋而补阴不足；**海藻**散瘿破气而治疝何难。闻之**菊花**能明目而清头风；**射干**疗咽闭而消痈毒。**薏苡**理脚气而除风湿；**藕节**消瘀血而止吐衄。**瓜蒌**子下气润肺喘兮，又且宽中；**车前子**止泻利小便兮，尤能明目。是以**黄柏**疮用，**兜铃**嗽医。**地骨皮**有退热除蒸之效；**薄荷叶**宜消风清肿之施。宽中下气，**枳壳**缓而**枳实**速也；疗肌解表，**干葛**先而**柴胡**次之。**百部**治肺热，咳嗽可止；**栀子**凉心肾，鼻衄最宜。**玄参**治结热毒痈，清利咽膈；**升麻**消风热肿毒，发散疮痍。尝闻**腻粉**抑肺而敛肛门；**金箔**镇心而安魂魄。**茵陈**主黄疸而利水；**瞿麦**治热淋之有血。**朴硝**通大肠，破血而止痰癖；**石**

膏治头痛，解肌而消烦渴。**前胡**除内外之痰实；**滑石**利六腑之涩结。**天门冬**止嗽，补血涸而润心肝；**麦门冬**清心，解烦渴而除肺热。又闻治虚烦除哕呕，须用**竹茹**；通秘结导瘀血，必资**大黄**。**宣黄连**治冷热之痢，又厚肠胃而止泻；**淫羊藿**疗风寒之痹，且补阴虚而助阳。**茅根**止血与吐衄；**石韦**通淋于小肠。**熟地黄**补血且疗虚损；**生地黄**宣血更医眼疮。**赤芍药**破血而疗腹痛，烦热亦解；**白芍药**补虚而生新血，退热尤良。若乃消肿满逐水于**牵牛**；除热毒杀虫于**贯众**。**金铃子**治疝气而补精血；**萱草根**治五淋而消乳肿。**侧柏叶**治血山崩漏之疾；**香附子**理血气妇人之用。**地肤子**利膀胱，可洗皮肤之风；**山豆根**解热毒，能止咽喉之痛。**白鲜皮**去风治筋弱而疗足顽痹；**旋覆花**明目治头风而消痰嗽壅。又况**荆芥穗**清头目便血，疏风散疮之用；**瓜**

蒌根疗黄疸毒痈，消渴解痰之忧。地榆
疗崩漏，止血止痢；昆布破疝气，散瘿散
瘤。疗伤寒解虚烦，淡竹叶之功倍；除结
气破瘀血，牡丹皮之用同。知母止嗽而骨
蒸退；牡蛎涩精而虚汗收。贝母清痰止咳
嗽而利心肺；桔梗下气利胸膈而治咽喉。
若夫黄芩治诸热，兼主五淋；槐花治肠
风，亦医痔痢。常山理痰结而治温疟；葶
苈泻肺喘而通水气。此六十六种药性之寒
者也。

热　性

　　药有温热，又当审详。欲温中以荜
茇；用发散以生姜。五味子止嗽痰，且滋
肾水；腽肭脐疗痨瘵，更壮元阳。原夫川
芎祛风湿，补血清头；续断治崩漏，益筋
强脚。麻黄表汗以疗咳逆；韭子壮阳而医
白浊。川乌破积，有消痰治风痹之功；天

雄散寒，为去湿助精阳之药。观夫**川椒**达
下；**干姜**暖中。**胡芦巴**治虚冷之疝气；**生
卷柏**破癥瘕而血通。**白术**消痰壅温胃，兼
止吐泻；**菖蒲**开心气散冷，更治耳聋。**丁
香**快脾胃而止吐逆；**良姜**止心气痛之攻
冲。**肉苁蓉**填精益肾；**石硫黄**暖胃驱虫。
胡椒主去痰而除冷；**秦椒**主攻痛而去风。
吴茱萸疗心腹之冷气；**灵砂**定心脏之怔
忡。盖夫散肾冷助脾胃，须**荜澄茄**；疗心
痛破积聚，用**蓬莪术**。**缩砂**止吐泻安胎，
化酒食之剂；**附子**疗虚寒翻胃，壮元阳之
方。**白豆蔻**治冷泻，疗痛止痛于乳香；**红
豆蔻**止吐酸，消血杀虫于干漆。岂知**鹿茸**
生精血，腰脊崩漏之均补；**虎骨**壮筋骨，
寒湿毒风之并祛。**檀香**定霍乱而心气之痛
愈；**鹿角**秘精髓而腰脊之痛除。消肿益血
于**米醋**；下气散寒于**紫苏**。**扁豆**助脾，则
酒有行药破结之用；**麝香**开窍，则**葱**为通

中发汗之需。尝观**五灵脂**治崩漏，理血气之刺痛；**麒麟竭**止血出，疗金疮之伤折。**麋茸**壮阳以助肾；**当归**补虚而养血。**乌贼骨**止带下，且除崩漏目翳；**鹿角胶**住血崩，能补虚羸劳绝。**白花蛇**治瘫痪，疗风痒之癣疹；**乌梢蛇**疗不仁，去疮疡之风热。**乌药**有治冷气之理；**禹余粮**乃疗崩漏之因。**巴豆**利痰水，能破寒积；**独活**疗诸风，不论久新。**山茱萸**治头晕遗精之药；**白石英**医咳嗽吐脓之人。**厚朴**温胃而去呕胀，消痰亦验；**肉桂**行血而疗心痛，止汗如神。是则**鲫鱼**有温胃之功；**代赭**乃镇肝之剂。**沉香**下气补肾，定霍乱之心痛；**橘皮**开胃去痰，导壅滞之逆气。此六十种药性之热者也。

温　性

温药总括，医家素谙。**木香**理乎气

滞；**半夏**主于痰湿。**苍术**治目盲，燥脾去湿宜用；**萝卜**去膨胀，下气治曲尤堪。况夫**钟乳粉**补肺气，兼疗肺虚；**青盐**治腹痛，且滋肾水。**山药**而腰湿能医，**阿胶**而痢嗽皆止。**赤石脂**治精浊而止泻，兼补崩中；**阳起石**暖子宫以壮阳，更疗阴痿。诚以**紫菀**治嗽，**防风**祛风。**苍耳子**透脑止涕；**威灵仙**宣风通气。**细辛**去头风，止嗽而疗齿痛；**艾叶**治崩漏，安胎而医痢红。**羌活**明目驱风，除筋挛肿痛；**白芷**止崩治肿，疗痔瘘疮痛。若乃**红蓝花**通经，治产后恶血之余；**刘寄奴**散血，疗汤火金疮之苦。减风湿之痛则**茵芋叶**；疗折伤之症则**骨碎补**。**藿香叶**辟恶气而定霍乱；**草果仁**温脾胃而止呕吐。**巴戟天**治阴疝白浊，补肾尤滋；**玄胡索**理气痛血凝，调经有助。尝闻**款冬花**润肺，去痰嗽以定喘；**肉豆蔻**温中，止霍乱而助脾。**抚芎**走经络之痛；

何首乌治疮疖之资。**姜黄**能下气，破恶血之积；**防己**宜消肿，去风湿之施。**藁本**除风，主妇人阴痛之用；**仙茅**益肾，扶元气虚弱之衰。乃曰**破故纸**温肾，补精髓与劳伤；**宣木瓜**入肝，疗脚气并水肿。**杏仁**润肺燥，止嗽之剂；**茴香**治疝气，肾痛之用。**诃子**生精止渴，兼疗滑泄之疴；**秦艽**攻风逐水，又除肢节之痛。**槟榔**豁痰而逐水，杀寸白虫；**杜仲**益肾而添精，去腰膝重。当知**紫石英**疗惊悸崩中之疾；**橘核仁**治腰痛疝气之瘕。**金樱子**兮涩遗精；**紫苏子**兮下气涎。**淡豆豉**发伤寒之表；**大小蓟**除诸血之鲜。**益智**安神，治小便之频数；**麻仁**润肺，利六腑之燥坚。抑又闻补虚弱排疮脓，莫若**黄芪**；强腰脚壮筋骨，无如**狗脊**。**菟丝子**补肾以明目；**马兰花**治疝而有益。此五十四种药性之温者也。

平　性

详论药性，平和惟在。以**硇砂**而去积；用**龙齿**以安魂。**青皮**快膈除膨胀，且利脾胃；**芡实**益精治白浊，兼补真元。原夫**木贼草**去目翳，崩漏亦医；**花蕊石**治金疮，血行则止。**决明**和肝气，治眼之剂；**天麻**主头眩，祛风之药。**甘草**和诸药而解百毒，盖以气平；**石斛**平胃气而补肾虚，更医脚弱。观夫**商陆**治肿，**覆盆**益精。**琥珀**安神而消血；**朱砂**镇心而有灵。**牛膝**强足补精，兼疗腰痛；**龙骨**止汗住湿，更治血崩。**甘松**理风气而痛止；**蒺藜**疗风疮而目明。**人参**润肺宁心，开脾助胃；**蒲黄**止崩治衄，消瘀调经。岂不以**南星**醒脾，去惊风痰吐之忧；**三棱**破积，除血块气滞之症。**没食**主泄泻而神效；**皂角**治风痰而响应。**桑螵蛸**疗遗精之泄；**鸭头血**医水肿之盛。**蛤蚧**治劳嗽，**牛蒡子**疏风壅之痰；**全蝎**主风瘫，**酸枣仁**去怔忡之病。尝闻**桑寄生**益血安胎，且止腰痛；**大腹子**去膨下气，亦令胃和。**小草远志**，俱有宁心之妙；**木通猪苓**，尤为利水之多。**莲肉**有清心醒脾之用；**没药**任治疮散血之科。**郁李仁**润肠宣水，去浮肿之疾；**茯神**宁心益智，除惊悸之疴。**白茯苓**补虚劳，多在心脾之有眚；**赤茯苓**破结血，独利水道以无毒。因知**麦芽**有助脾化食之功；**小麦**有止汗养心之力。**白附子**去面风之游走；**大腹皮**治水肿之泛溢。**椿根白皮**主泻血；**桑根白皮**主喘息。**桃仁**破瘀血兼治腰痛；**神曲**健脾胃而进饮食。**五加皮**坚筋骨以立行；**柏子仁**养心神而有益。抑又闻**安息香**辟恶，且止心腹之痛；**冬瓜仁**醒脾，实为饮食之资。**僵蚕**治诸风之喉闭；**百合**敛肺痨之嗽萎。**赤小豆**解热毒，疮肿宜用；**枇**

杷叶下逆气，哕呕可医。**连翘**排疮脓与肿毒；**石南叶**利筋骨与毛皮。**谷芽**养脾，**阿魏**除邪气而破积；**紫河车**补血，**大枣**和药性以开脾。然而**鳖甲**治痨疟，兼破癥瘕；**龟甲**坚筋骨，更疗崩疾。**乌梅**主便血疟痢之用；**竹沥**治中风声音之失。此六十八种药性之平者也。

药性歌括四百味

明·龚廷贤

诸药之性，各有奇功；
温凉寒热，补泻宣通。
君臣佐使，运用于衷；
相反畏恶，立见吉凶。
人参味甘，大补元气，
止渴生津，调荣养卫。
黄芪性温，收汗固表，
托疮生肌，气虚莫少。
白术甘温，健脾强胃，
止泻除湿，兼祛痰痞。
茯苓味淡，渗湿利窍，
白化痰涎，**赤**通水道。
甘草甘温，调和诸药，
炙则温中，**生**则泻火。
当归甘温，生血补心，
扶虚益损，逐瘀生新。
白芍酸寒，能收能补，
泻痢腹痛，虚寒勿与。

赤芍酸寒，能泻能散，
破血通经，产后勿犯。

生地微寒，能消湿热，
骨蒸烦劳，兼消破血。

熟地微温，滋肾补血，
益髓填精，乌须黑发。

麦门甘寒，解渴祛烦，
补心清肺，虚热自安。

天门甘寒，能治肺痈，
消痰止嗽，喘热有功。

黄连味苦，泻心除痞，
清热明眸，厚肠止痢。

黄芩苦寒，枯泻肺火，
子清大肠，湿热皆可。

黄柏苦寒，降火滋阴，
骨蒸湿热，下血堪任。

栀子性寒，解郁除烦，
吐衄胃热，火降小便。

连翘苦寒，能消痈毒，
气聚血凝，湿热堪逐。

石膏大寒，能泻胃火，
发渴头疼，解肌立安。

滑石沉寒，滑能利窍，
解渴除烦，湿热可疗。

贝母微寒，止嗽化痰，
肺痈肺痿，开郁除烦。

大黄苦寒，实热积聚，
蠲痰润燥，疏通便闭。

柴胡味苦，能泻肝火，
寒热往来，疟疾均可。

前胡微寒，宁嗽化痰，
寒热头痛，痞闷能安。

升麻性寒，清胃解毒，
升提下陷，牙痛可逐。

桔梗味苦，疗咽肿痛，
载药上升，开胸利壅。

紫苏叶辛，风寒发表，
梗下诸气，消除胀满。

麻黄味辛，解表出汗，
身热头痛，风寒发散。

葛根味苦，祛风发散，
温疟往来，止渴解酒。

薄荷味辛，最清头目，
祛风化痰，骨蒸宜服。

防风甘温，能除头晕，
骨节痹痛，诸风口噤。

荆芥味辛，能清头目，
表汗祛风，治疮消瘀。

细辛辛温，少阴头痛，
利窍通关，风湿皆用。

羌活微温，祛风除湿，
身痛头疼，舒筋活络。

独活甘苦，颈项难舒，
两足湿痹，诸风能除。

知母味苦，热渴能除，
骨蒸有汗，痰咳皆舒。

白芷辛温，阳明头痛，
风热瘙痒，排脓通用。

藁本气温，除头颠顶，
寒湿可去，风邪可屏。

香附味甘，快气开郁，
止痛调经，更消宿食。

乌药辛温，心腹胀痛，
小便滑数，顺气通用。

枳实味苦，消食除痞，
破积化痰，冲墙倒壁。

枳壳微温，快气宽肠，
胸中气结，胀满堪尝。

白蔻辛温，能去瘴翳，
益气调元，止呕和胃。

青皮苦寒，能攻气滞，
削坚平肝，安胃下食。

陈皮甘温，顺气宽膈，
留白和胃，消痰去白。

苍术甘温，健脾燥湿，
发汗宽中，更去瘴疫。

厚朴苦温，消胀泄满，
痰气下利，其功不缓。

南星性热，能治风痰，
破伤强直，风搐自安。

半夏味辛，健脾燥湿，
痰厥头痛，嗽呕堪入。

藿香辛温，能止呕吐，
发散风寒，霍乱为主。

槟榔味辛，破气杀虫，
祛痰逐水，专除后重。

腹皮微温，能下膈气，
安胃健脾，浮肿消去。

香薷味辛，伤暑便涩，
霍乱水肿，除烦解热。

扁豆微凉，转筋吐泻，
下气和中，酒毒能化。

猪苓味淡，利水通淋，
消肿除湿，多服损肾。

泽泻苦寒，消肿止渴，
除湿通淋，阴汗自遏。

木通性寒，小肠热闭，
利窍通经，最能导滞。

车前子寒，溺涩眼赤，
小便能通，大便能实。

地骨皮寒，解肌退热，
有汗骨蒸，强阴凉血。

木瓜味酸，湿肿脚气，
霍乱转筋，足膝无力。

威灵苦温，腰膝冷痛，
消痰痃癖，风湿皆用。

牡丹苦寒，破血通经，
血分有热，无汗骨蒸。

玄参苦寒，清无根火，
消肿骨蒸，补肾亦可。

沙参味甘，消肿排脓，
补肝益肺，退热除风。

丹参味苦，破积调经，
生新去恶，祛除带崩。

苦参味苦，痈肿疮疥，
下血肠风，眉脱赤癞。

龙胆苦寒，疗眼赤疼，
下焦湿肿，肝经热烦。

五加皮寒，祛痛风痹，
健步坚筋，益精止沥。

防己气寒，风湿脚痛，
热积膀胱，消痈散肿。

地榆沉寒，血热堪用，
血痢带崩，金疮止痛。

茯神补心，善镇惊悸，
恍惚健忘，兼除怒恚。

远志气温，能驱惊悸，
安神镇心，令人多记。

酸枣味酸，敛汗驱烦，
多眠用**生**，不眠用**炒**。

菖蒲性温，开心利窍，
去痹除风，出声至妙。

柏子味甘，补心益气，
敛汗扶阳，更疗惊悸。

益智辛温，安神益气，
遗溺遗精，呕逆皆治。

甘松味香，善除恶气，
治体香肌，心腹痛已。

小茴性温，能除疝气，
腹痛腰疼，调中暖胃。

大茴味辛，疝气脚气，
肿痛膀胱，止呕开胃。

干姜味辛，表解风寒，
炮苦逐冷，虚热尤甚。

附子辛热，性走不守，
四肢厥冷，回阳功有。
川乌大热，搜风入骨，
湿痹寒痛，破积之物。
木香微温，散滞和胃，
诸风能调，行肝泻肺。
沉香降气，暖胃追邪，
通天彻地，卫气为佳。
丁香辛热，能除寒呕，
心腹疼痛，温胃可晓。
砂仁性温，养胃进食，
止痛安胎，通经破滞。
荜澄茄辛，除胀化食，
消痰止哕，能逐寒气。
肉桂辛热，善通血脉，
腹痛虚寒，温补可得。
桂枝小梗，横行手臂，
止汗舒筋，治手足痹。

吴萸辛热，能调疝气，
心腹寒疼，酸水能治。

延胡气温，心腹卒痛，
通经活血，跌扑血崩。

薏苡味甘，专除湿痹，
筋节拘挛，肺痈肺痿。

肉蔻辛温，脾胃虚冷，
泻痢不休，功可立等。

草蔻辛温，治寒犯胃，
作痛吐呕，不食能食。

诃子味苦，涩肠止痢，
痰嗽喘急，降火敛肺。

草果味辛，消食除胀，
截疟逐痰，解瘟辟瘴。

常山苦寒，截疟除痰，
解伤寒热，水胀能宽。

良姜性热，下气温中，
转筋霍乱，酒食能攻。

山楂味甘，磨消肉食，
疗疝催疮，消膨健胃。

神曲味甘，开胃进食，
破积逐痰，调中下气。

麦芽甘温，能消宿食，
心腹膨胀，行血散滞。

苏子味辛，驱痰降气，
止咳定喘，更润心肺。

白芥子辛，专化胁痰，
疟蒸痞块，服之能安。

甘遂苦寒，破癥消痰，
面浮蛊胀，利水能安。

大戟甘寒，消水利便，
腹胀癥坚，其功瞑眩。

芫花寒苦，能消胀蛊，
利水泻湿，止咳痰吐。

商陆辛甘，赤白各异，
赤者消风，**白利**水气。

海藻咸寒，消瘿散疬，
除胀破癥，利水通闭。

牵牛苦寒，利水消肿，
蛊胀痃癖，散滞除壅。

葶苈辛苦，利水消肿，
痰嗽癥瘕，治喘肺痈。

瞿麦辛寒，专治淋病，
且能堕胎，通经立应。

三棱味苦，利血消癖，
气滞作痛，虚者当忌。

五灵味甘，血痢腹痛，
止血用**炒**，行血用**生**。

莪术温苦，善破痃癖，
止痛消瘀，通经最宜。

干漆辛温，通经破瘕，
追积杀虫，效如奔马。

蒲黄味甘，逐瘀止崩，
补血须**炒**，破血用**生**。

苏木甘咸，能行积血，
产后月经，兼治扑跌。

桃仁甘寒，能润大肠，
通经破瘀，血瘕堪尝。

姜黄味辛，消痈破血，
心腹结痛，下气最捷。

郁金味苦，破血生肌，
血淋溺血，郁结能舒。

金银花甘，疗痈无对，
未成则散，已成则溃。

漏芦性温，祛恶疮毒，
补血排脓，生肌长肉。

蒺藜味苦，疗疮瘙痒，
白癜头疮，翳除目朗。

白及味苦，功专收敛，
肿毒疮疡，外科最善。

蛇床辛苦，下气温中，
恶疮疥癞，逐瘀祛风。

天麻味辛，能驱头眩，
小儿惊痫，拘挛瘫痪。

白附辛温，治面百病，
血痹风疮，中风痰症。

全蝎味辛，却风痰毒，
口眼㖞斜，风痫发搐。

蝉蜕甘平，消风定惊，
杀疳除热，退翳侵睛。

僵蚕味咸，诸风惊痫，
湿痰喉痹，疮毒瘢痕。

蜈蚣味辛，蛇虺恶毒，
止痉除邪，堕胎逐瘀。

木鳖甘寒，能追疮毒，
乳痈腰疼，消肿最速。

蜂房咸苦，惊痫瘈疭，
牙痛肿毒，瘰疬肺痈。

花蛇温毒，瘫痪㖞斜，
大风疥癞，诸毒称佳。

蛇蜕辟恶，能除翳膜，
肠痔蛊毒，惊痫搐搦。

槐花味苦，痔漏肠风，
大肠热痢，更杀蛔虫。

鼠黏子辛，能除疮毒，
瘾疹风热，咽疼可逐。

茵陈味苦，退疸除黄，
泻湿利水，清热为凉。

红花辛温，最消瘀热，
多则通经，少则养血。

蔓荆子苦，头痛能医，
拘挛湿痹，泪眼堪除。

兜铃苦寒，能熏痔漏，
定喘消痰，肺热久嗽。

百合味甘，安心定胆，
止嗽消浮，痈疽可啖。

秦艽微寒，除湿荣筋，
肢节风痛，下血骨蒸。

紫菀苦辛，痰喘咳逆，
肺痈吐脓，寒热并济。

款花甘温，理肺消痰，
肺痈咳喘，补劳除烦。

金沸草寒，消痰止嗽，
明目祛风，逐水尤妙。

桑皮甘辛，止嗽定喘，
泻肺火邪，其功不少。

杏仁温苦，风寒喘嗽，
大肠气闭，便难切要。

乌梅酸温，收敛肺气，
止渴生津，能安泻痢。

天花粉寒，止渴祛烦，
排脓消毒，善除热痰。

瓜蒌仁寒，宁嗽化痰，
伤寒结胸，解渴止烦。

密蒙花甘，主能明目，
虚翳青盲，服之效速。

菊花味甘，除热祛风，
头晕目赤，收泪殊功。

木贼味甘，益肝退翳，
能止月经，更消积聚。

决明子甘，能祛肝热，
目疼收泪，仍止鼻血。

犀角酸寒，化毒辟邪，
解热止血，消肿毒蛇。

羚羊角寒，明目清肝，
却惊解毒，神智能安。

龟甲味甘，滋阴补肾，
逐瘀续筋，更医颅囟。

鳖甲酸平，劳嗽骨蒸，
散瘀消肿，去痞除崩。

海螵味咸，破血除痈。
通经水肿，目翳心疼。

海蛤味咸，清热化痰，
胸痛水肿，坚软结散。

桑上寄生，风湿腰痛，
安胎止崩，疮疡亦用。

火麻味甘，下乳催生，
润肠通结，小水能行。

山豆根苦，疗咽肿痛，
敷蛇虫伤，可救急用。

益母辛苦，女科为主，
产后胎前，生新祛瘀。

紫草苦寒，能通九窍，
利水消膨，痘疹最要。

紫葳味酸，调经止痛，
崩中带下，癥瘕通用。

地肤子寒，去膀胱热，
皮肤瘙痒，除湿甚捷。

楝根性寒，能追诸虫，
疼痛立止，积聚立通。

樗根味苦，泻痢带崩，
肠风痔漏，燥湿涩精。

泽兰甘苦，痈肿能消，
打扑伤损，肢体虚浮。

牙皂味辛，通关利窍，
敷肿痛消，吐风痰妙。

芜荑味辛，驱邪杀虫，
痔瘘癣疥，化食除风。

雷丸味苦，善杀诸虫，
癫痫蛊毒，治儿有功。

胡麻仁甘，疗肿恶疮，
熟补虚损，筋壮力强。

苍耳子苦，疥癣细疮，
驱风湿痹，瘙痒堪尝。

蕤仁味甘，风肿烂弦，
热胀胬肉，眼泪立痊。

青葙子苦，肝脏热毒，
暴发赤障，青盲可服。

谷精草辛，牙齿风痛，
口疮咽痹，眼翳通用。

白薇大寒，疗风治疟，
人事不知，鬼邪堪却。

白蔹微寒，儿疟惊痫，
女阴肿痛，痛疔可啖。

青蒿气寒，治疟效好，
虚寒盗汗，除骨蒸劳。

茅根味甘，通关逐瘀，
止吐衄血，客热可去。

大小蓟苦，消肿破血，
吐衄咳唾，崩漏可啜。

枇杷叶苦，偏理肺脏，
吐秽不已，解酒清上。

木律大寒，口齿圣药，
瘰疬能治，心烦可却。

射干味苦，逐瘀通经，
喉痹口臭，痈毒堪凭。

鬼箭羽苦，通经堕胎，
杀虫祛结，驱邪除怪。

夏枯草苦，瘰疬瘿瘤，
破癥散结，湿痹能疗。

卷柏味苦，癥瘕血闭，
风眩痿躄，更驱鬼疰。

马鞭味甘，破血通经，
癥瘕癖块，服之最灵。

鹤虱味苦，杀虫追毒，
心腹卒痛，蛔虫堪逐。

白头翁温，散癥逐血，
瘿疬疮疝，止痛百节。

旱莲草甘，生须黑发，
赤痢可止，血流可截。

慈菇辛苦，疗肿痈疽，
恶疮瘾疹，蛇虺并施。

榆皮味甘，通水除淋，
能利关节，敷肿痛定。

钩藤微寒，疗儿惊痫，
手足瘛疭，抽搐口眼。

豨莶味甘，追风除湿，
聪耳明目，乌须黑发。

葵花味甘，带痢两功，
赤治赤者，白治白同。

辛夷味辛，鼻塞流涕，
香臭不闻，通窍之剂。

续随子辛，恶疮蛊毒，
通经消积，不可过服。

海桐皮苦，霍乱久痢，
疳䘌疥癣，牙疼亦治。

石楠藤辛，肾衰脚弱，
风淫湿痹，堪为妙药。

鬼臼有毒，辟瘟除恶，
虫毒鬼疰，风邪可却。

大青气寒，伤寒热毒，
黄汗黄疸，时疫宜服。

侧柏叶苦，吐衄崩痢，
能生须眉，除湿之剂。

槐实味苦，阴疮湿痒，
五痔肿痛，止涩极莽。

瓦楞子咸，妇人血块，
男子痰癖，癥瘕可瘥。

棕榈子苦，禁泄涩痢，
带下崩中，肠风可治。

冬葵子寒，滑胎易产，
癃利小便，善通乳难。

淫羊藿辛，阴起阳兴，
坚筋益骨，智强力增。

松脂味甘，滋阴补阳，
祛风安脏，膏可贴疮。

覆盆子甘，肾损精竭，
黑须明眸，补虚续绝。

合欢味甘，利人心智，
安脏明目，快乐无虑。

金樱子甘，梦遗精滑，
禁止遗尿，寸白虫杀。

楮实味甘，壮筋明目，
益气补虚，阴痿当服。

郁李仁酸，破血润燥，
消肿利便，关格通导。

没食子苦，益血生精，
染发最妙，禁痢极灵。

空青气寒，治眼通灵，
青盲赤肿，去暗回明。

密陀僧咸，止痢医痔，
能除白癜，诸疮可医。

伏龙肝温，治疫安胎，
吐血咳逆，心烦妙哉。

石灰味辛，性烈有毒，
辟虫立死，堕胎极速。

穿山甲毒，痔癖恶疮，
吹奶肿痛，通经排脓。

蚯蚓气寒，伤寒瘟病，
大热狂言，投之立应。

蜘蛛气寒，狐疝偏痛，
蛇虺咬涂，疔肿敷用。

蟾蜍气凉，杀疳蚀癖，
瘟疫能治，疮毒可祛。

刺猬皮苦，主医五痔，
阴肿疝痛，能开胃气。

蛤蚧味咸，肺痿血咳，
传尸劳疰，邪魅可却。

蝼蛄味咸，治十水肿，
上下左右，效不旋踵。

蜗牛味咸，口眼㖞斜，
惊痫拘挛，脱肛咸治。

桑螵蛸咸，淋浊精泄，
除疝腰疼，虚损莫缺。

田螺性冷，利大小便，
消肿除热，醒酒立见。

象牙气平，杂物刺喉，
能通小便，诸疮可瘳。

水蛭味咸，除积瘀坚，
通经堕胎，折伤可痊。

贝子味咸，解肌散结，
利水消肿，目翳清洁。

蛤蜊肉冷，能止消渴，
酒毒堪除，开胃顿豁。

海粉味咸，大治顽痰，
妇人白带，咸能软坚。

石蟹味咸，点睛肿翳，
解蛊胀毒，催生落地。

海螵蛸咸，漏下赤白，
癥瘕惊气，阴肿可得。

无名异甘，金疮折损，
去瘀止痛，生肌有准。

青礞石寒，硝煅金色，
坠痰消食，神妙莫测。

磁石味咸，专杀铁毒，
若误吞针，系线即出。

花蕊石寒，善止诸血，
金疮血流，产后血涌。

代赭石寒，下胎崩带，
儿疳泻痢，镇逆定痫。

黑铅味甘，止呕反胃，
鬼疰瘿瘤，安神定志。

银屑味辛，谵语恍惚，
定志养神，镇心明目。

金屑味甘，善安魂魄，
癫狂惊痫，调和血脉。

狗脊味甘，酒蒸入剂，
腰背膝痛，风寒湿痹。

骨碎补温，折伤骨节，
风雪积疼，最能破血。

茜草味苦，蛊毒吐血，
经带崩漏，损伤虚热。

预知子贵，缀衣领中，
遇毒声作，诛蛊杀虫。

王不留行，调经催产，
除风痹痉，乳痈当啖。

狼毒味辛，破积瘕癥，
恶疮鼠瘘，杀毒定痛。

藜芦味辛，最能发吐，
肠澼泻痢，杀虫消蛊。

蓖麻子辛，吸出滞物，
涂顶肠收，涂足胎出。

荜茇味辛，温中下气，
疝癖阴疝，霍乱泻痢。

百部味甘，骨蒸劳瘵，
杀疳蛔蛊，久嗽功大。

京墨味辛，吐衄下血，
产后崩中，止血甚捷。

黄荆子苦，善治咳逆，
骨节寒热，能下肺气。

女贞实苦，黑发乌须，
强筋壮力，祛风补虚。

瓜蒂苦寒，善能吐痰，
消身肿胀，并治黄疸。

粟壳性涩，泄痢嗽怯，
劫病如神，杀人如剑。

巴豆辛热，除胃寒积，
破癥消痰，大能通利。

夜明砂粪，能下死胎，
小儿无辜，瘰疬堪裁。

斑蝥有毒，破血通经，
诸疮瘰疬，水道能行。

蚕沙性温，湿痹瘾疹，
瘫风肠鸣，消渴可饮。

胡黄连苦，治劳骨蒸，
小儿疳痢，盗汗虚惊。

使君甘温，消疳消浊，
泻痢诸虫，总能除却。

赤石脂温，保固肠胃，
溃疡生肌，涩精泻痢。

青黛咸寒，能平肝木，
惊痫疳痢，兼除热毒。

阿胶甘温，止咳脓血，
吐血胎崩，虚羸可啜。

白矾味酸，化痰解毒，
治癥多能，难以尽述。

五倍苦酸，疗齿疳䘌，
痔痈疮脓，兼除风热。

玄明粉辛，能蠲宿垢，
化积消痰，诸热可疗。

通草味甘，善治膀胱，
消痈散肿，能医乳房。

枸杞甘温，填精补髓，
明目祛风，阴兴阳起。

黄精味甘，能安脏腑，
五劳七伤，此药大补。

何首乌甘，添精种子，
黑发悦颜，长生不死。

五味酸温，生津止渴，
久嗽虚劳，金水枯竭。

山茱萸温，涩精益髓，
肾虚耳鸣，腰膝痛止。

石斛味甘，却惊定志，
壮骨补虚，善驱冷痹。

破故纸温，腰膝酸痛，
兴阳固精，盐酒炒用。

薯蓣甘温，理脾止泻，
益肾补中，诸虚可治。

苁蓉味甘，峻补精血，
若骤用之，更动便滑。

菟丝甘平，梦遗滑精，
腰痛膝冷，添髓壮筋。

牛膝味苦，除湿痹痿，
腰膝酸痛，小便淋沥。

巴戟辛甘，大补虚损，
精滑梦遗，强筋固本。

仙茅味辛，腰足挛痹，
虚损劳伤，阳道兴起。

牡蛎微寒，涩精止汗，
带崩胁痛，老痰祛散。

楝子苦寒，膀胱疝气，
中湿伤寒，利水之剂。

萆薢甘苦，风寒湿痹，
腰背冷痛，添精益气。

寄生甘苦，腰痛顽麻，
续筋壮骨，风湿尤佳。

续断味辛，接骨续筋，
跌扑折损，且固遗精。

龙骨味甘，梦遗精泄，
崩带肠痈，惊痫风热。

人之**头发**，补阴甚捷，
吐衄血晕，风惊痫热。

天灵盖咸，传尸劳瘵，
温疟血崩，投之立瘥。

雀卵气温，善扶阳痿，
可致坚强，当能固闭。

鹿茸甘温，益气滋阴，
泄精尿血，崩带堪任。

鹿角胶温，吐衄虚羸，
跌扑伤损，崩带安胎。

膃肭脐热，补益元阳，
驱邪辟鬼，痃癖劳伤。

紫河车甘，疗诸虚损，
劳瘵骨蒸，滋培根本。

枫香味辛，外科要药，
瘙疮瘾疹，齿痛亦可。

檀香味辛，升胃进食，
霍乱腹痛，中恶鬼气。

安息香辛，辟邪驱恶，
逐鬼消蛊，鬼胎能落。

苏合香甘，开窍诛恶，
蛊毒痫至，梦魇能起。

熊胆味苦，热蒸黄疸，
恶疮虫痔，五疳惊痫。

硇砂有毒，溃痈烂肉，
除翳生肌，破癥消毒。

硼砂味辛，疗喉肿痛，
膈上热痰，噙化立中。

朱砂味甘，镇心养神，
驱邪杀鬼，定魄安魂。

硫黄性热，扫除疥疮，
壮阳逐冷，寒邪敢当。

龙脑味辛，目痛头痹，
狂躁妄语，真为良剂。

芦荟气寒，杀虫消疳，
癫痫惊搐，服之立安。

天竺黄甘，急慢惊风，
镇心解热，驱邪有功。

麝香辛温，善通关窍，
伐鬼安惊，解毒甚妙。

乳香辛苦，疗诸恶疮，
生肌止痛，心腹尤良。
没药温平，治疮止痛，
跌打损伤，破血通用。
阿魏性温，除癥破结，
却鬼杀虫，传尸可灭。
水银性寒，治疥杀虫，
断绝胎孕，催生立通。
轻粉性躁，外科要药，
杨梅诸疮，杀虫可托。
灵砂性温，能通血脉，
杀鬼辟邪，安魂定魄。
砒霜大毒，风痰可吐，
截疟除哮，能消沉痼。
雄黄甘辛，辟邪解毒，
更治蛇虺，喉风息肉。
珍珠气寒，镇惊除痫，
开聋磨翳，止渴坠痰。

牛黄味苦，大治风痰，
安魂定魄，惊痫灵丹。

琥珀味甘，安魂定魄，
破瘀消癥，利水通淋。

血竭味咸，跌扑伤损，
恶毒疮痈，破血有准。

石钟乳甘，气乃慓悍，
益气固精，明目延寿。

阳起石甘，肾气乏绝，
阴痿不起，其效甚捷。

桑椹子甘，解金石燥，
清除热渴，染须发皓。

蒲公英苦，溃坚消肿，
结核能除，食毒堪用。

石韦味苦，通利膀胱，
遗尿或淋，发背疮疡。

萹蓄味苦，疥瘙疽痔，
小儿蛔虫，女人阴蚀。

赤箭味苦，原号定风，
杀鬼蛊毒，除疝疔痈。

鸡内金寒，溺遗精泄，
禁痢漏崩，更除烦热。

鳗鲡鱼甘，劳瘵杀虫，
痔漏疮疹，崩疾有功。

螃蟹味咸，散血解结，
益气养筋，除胸烦热。

马肉味辛，堪强腰脊，
自死老死，并弃勿食。

白鸽肉平，解诸药毒，
能除疥疮，味胜猪肉。

兔肉味辛，补中益气，
止渴健脾，孕妇勿食。

牛肉属土，补脾胃弱，
乳养虚羸，善滋血涸。

猪肉味甘，量食补虚，
动风痰物，多食虚肥。

羊肉味甘，专补虚羸，
开胃补肾，不致阳痿。

雄鸡味甘，动风助火，
补虚温中，血漏亦可。

鸭肉散寒，补虚劳怯，
消水肿胀，退惊痫热。

鲤鱼味甘，消水肿满，
下气安胎，其功不缓。

鲫鱼味甘，和中补虚，
理胃进食，肠澼泻痢。

驴肉微寒，安心解烦，
能去癫疾，以动风淫。

鳝鱼味甘，益智补中，
能祛狐臭，善散湿风。

白鹅肉甘，大补脏腑，
最发疮毒，癫疾勿与。

犬肉性温，益气壮阳，
炙食作渴，阴虚禁尝。

鳖肉性冷，凉血补阴，
癥瘕勿食，孕妇勿侵。

芡实味甘，能益精气，
腰膝酸痛，皆主湿痹。

石莲子苦，疗噤口痢，
白浊遗精，清心良剂。

藕味甘甜，解酒清热，
消烦逐瘀，止吐衄血。

龙眼味甘，归脾益智，
健忘怔忡，聪明广记。

莲须味甘，益肾乌须，
涩精固髓，悦颜补虚。

柿子气寒，能润心肺，
止渴化痰，涩肠止痢。

石榴皮酸，能禁精漏，
止痢涩肠，染须尤妙。

陈仓谷米，调和脾胃，
解渴除烦，能止泻痢。

莱菔子辛，喘咳下气，
倒壁冲墙，胀满消去。

芥菜味辛，除邪通鼻，
能利九窍，多食通气。

浆水味酸，酷热当茶，
除烦消食，泻痢堪夸。

砂糖味甘，润肺和中，
多食损齿，湿热生虫。

饴糖味甘，和脾润肺，
止渴消痰，中满休食。

麻油性冷，善解诸毒，
百病能除，功难悉述。

白果甘苦，喘嗽白浊，
点茶压酒，不可多嚼。

胡桃肉甘，补肾黑发，
多食生痰，动气之物。

梨味甘酸，解酒除渴，
止嗽消痰，善驱烦热。

榧实味甘，主疗五痔，
蛊毒三虫，不可多食。

竹茹止呕，能除寒热，
胃热咳哕，不寐安歇。

竹叶味甘，退热安眠，
化痰定喘，止渴消烦。

竹沥味甘，阴虚痰火，
汗热渴烦，效如开锁。

莱菔根甘，下气消谷，
痰癖咳嗽，兼解面毒。

灯草味甘，运利小水，
癃闭成淋，湿肿为最。

艾叶温平，驱邪逐鬼，
漏血安胎，心痛即愈。

绿豆气寒，能解百毒，
止渴除烦，诸热可服。

川椒辛热，驱邪逐寒，
明目杀虫，温而不猛。

胡椒味辛，心腹冷痛，
下气温中，跌扑堪用。

石蜜甘平，入药炼熟，
益气补中，润燥解毒。

马齿苋寒，青盲白翳，
利便杀虫，癥痂咸治。

葱白辛温，发表出汗，
伤寒头痛，肿痛皆散。

胡荽味辛，上止头痛，
内消谷食，痘疹发生。

韭味辛温，祛除胃热，
汁清血瘀，子医梦泄。

大蒜辛温，化肉消谷，
解毒散痈，多用伤目。

食盐味咸，能吐中痰，
心腹卒痛，过多损颜。

茶茗性苦，热渴能济，
上清头目，下消食气。

酒通血脉，消愁遣兴，
少饮壮神，过多损命。

醋消肿毒，积瘕可去，
产后金疮，血晕皆治。

白梅味酸，除烦解渴，
霍疟泻痢，止嗽劳热。

淡豆豉寒，能除懊恼，
伤寒头痛，兼理瘴气。

莲子味甘，健脾理胃，
止泻涩精，清心养气。

大枣味甘，调和百药，
益气养脾，中满休嚼。

人乳味甘，补阴益阳，
悦颜明目，羸劣仙方。

童便味凉，打扑瘀血，
虚劳骨蒸，热嗽尤捷。

生姜性温，通畅神明，
痰嗽呕吐，开胃极灵。

药共四百，精制不同，
生熟新久，炮煅炙烘。
汤丸膏散，各起疲癃，
合宜而用，乃是良工。

汤头歌诀

清·汪昂

一、补益之剂

四君子汤

四君子汤中和义，参术茯苓甘草比；
益以夏陈名六君，祛痰补气阳虚弭；
除却半夏名异功，或加香砂胃寒使。

升阳益胃汤

升阳益胃参术芪，黄连半夏草陈皮；
苓泻防风羌独活，柴胡白芍枣姜随。

黄芪鳖甲散

黄芪鳖甲地骨皮，芤菀参苓柴半知；
地黄芍药天冬桂，甘桔桑皮劳热宜。

秦艽鳖甲散

秦艽鳖甲治风劳，地骨柴胡及青蒿；

当归知母乌梅合，止嗽除蒸敛汗高。

秦艽扶羸汤

秦艽扶羸鳖甲柴，地骨当归紫菀偕；
半夏人参兼炙草，肺劳蒸嗽服之谐。

紫菀汤

紫菀汤中知贝母，参苓五味阿胶偶；
再加甘桔治肺伤，咳血吐痰劳热久。

百合固金汤

百合固金二地黄，玄参贝母桔甘藏；
麦冬芍药当归配，喘咳痰血肺家伤。

补肺阿胶散

补肺阿胶马兜铃，鼠粘甘草杏糯停；
肺虚火盛人当服，顺气生津嗽哽宁。

小建中汤

小建中汤芍药多，桂姜甘草大枣和；
更加饴糖补中脏，虚劳腹冷服之瘥；
增入黄芪名亦尔，表虚身痛效无过；
又有建中十四味，阴斑劳损起沉疴；
十全大补加附子，麦夏苁蓉仔细哦。

益气聪明汤

益气聪明汤蔓荆，升葛参芪黄柏并；
更加芍药炙甘草，耳聋目障服之清。

二、发表之剂

麻黄汤

麻黄汤中用桂枝，杏仁甘草四般施；
发热恶寒头项痛，伤寒服此汗淋漓。

桂枝汤

桂枝汤治太阳风，芍药甘草姜枣同；
桂麻相合名各半，太阳如疟此为功。

大青龙汤

大青龙汤桂麻黄，杏草石膏姜枣藏；
太阳无汗兼烦躁，风寒两解此为良。

小青龙汤

小青龙汤治水气，喘咳呕哕渴利慰；
姜桂麻黄芍药甘，细辛半夏兼五味。

葛根汤

葛根汤内麻黄囊，二味加入桂枝汤；
轻可去实因无汗，有汗加葛无麻黄。

升麻葛根汤

升麻葛根汤钱氏，再加芍药甘草是；
阳明发热与头疼，无汗恶寒均堪倚；
亦治时疫与阳斑，痘疹已出慎勿使。

九味羌活汤

九味羌活用防风，细辛苍芷与川芎；
黄芩生地同甘草，三阳解表益姜葱；
阴虚气弱人禁用，加减临时在变通。

十神汤

十神汤里葛升麻，陈草芎苏白芷加；
麻黄赤芍兼香附，时行感冒效堪夸。

神术散

神术散用甘草苍，细辛藁本芎芷羌；
各走一经祛风湿，风寒泄泻总堪尝；

太无神术即平胃，加入菖蒲与藿香；
海藏神术苍防草，太阳无汗代麻黄；
若以白术易苍术，太阳有汗此汤良。

麻黄附子细辛汤

麻黄附子细辛汤，发表温经两法彰；
若非表里相兼治，少阴反热曷能康。

人参败毒散

人参败毒茯苓草，枳桔柴前羌独芎；
薄荷少许姜三片，时行感冒有奇功；
去参名为败毒散；加入消风治亦同。

再造散

再造散用参芪甘，桂附羌防芎芍参；
细辛加枣煨姜煎，阳虚无汗法当谙。

麻黄人参芍药汤

麻黄人参芍药汤，桂枝五味麦冬襄；
归芪甘草汗兼补，虚人外感服之康。

神白散

神白散用白芷甘，姜葱淡豉与相参；
一切风寒皆可服，疏表祛邪效可推；
肘后单煎葱白豉，用代麻黄功不惭。

三、攻里之剂

大承气汤

大承气汤用芒硝，枳实大黄厚朴饶；
救阴泻热功偏擅，急下阳明有数条。

小承气汤

小承气汤朴实黄，谵狂痞硬上焦强；

益以羌活名三化，中风闭实可消详。

调胃承气汤

调胃承气硝黄草，甘缓微和将胃保；
不用朴实伤上焦，中焦燥实服之好。

木香槟榔丸

木香槟榔青陈皮，枳壳柏连棱莪随；
大黄黑丑兼香附，芒硝水丸量服之；
一切实积能推荡，泻痢实疟用咸宜。

枳实导滞丸

枳实导滞首大黄，芩连曲术茯苓襄；
泽泻蒸饼糊丸服，湿热积滞力能攘；
若还后重兼气滞，木香导滞加槟榔。

温脾汤

温脾参附与干姜，甘草当归硝大黄；

寒热并行治寒积，脐腹绞结痛非常。

蜜煎导法

蜜煎导法通大便，或将胆汁灌肛中；
不欲苦寒伤胃腑，阳明无热勿轻攻。

四、涌吐之剂

瓜蒂散

瓜蒂散中赤小豆，或入藜芦郁金凑；
此吐实热与风痰，虚者参芦一味勾；
若吐虚烦栀豉汤，剧痰乌附尖方透；
古人尚有烧盐方，一切积滞功能奏。

稀涎散

稀涎皂角白矾班，或益藜芦微吐间；
风中痰升人眩仆，当先服此通其关；
通关散用细辛皂，吹鼻得嚏保生还。

五、和解之剂

小柴胡汤

小柴胡汤和解供，半夏人参甘草从；
更用黄芩加姜枣，少阳百病此为宗。

四逆散

四逆散里用柴胡，芍药枳实甘草须；
此是阳邪成厥逆，敛阴泄热平剂扶。

黄连汤

黄连汤内用干姜，半夏人参甘草藏；
更用桂枝兼大枣，寒热平调呕痛忘。

黄芩汤

黄芩汤用甘芍并，二阳合利枣加烹；
此方遂为治痢祖，后人加味或更名；

再加生姜与半夏，前症兼呕此能平；
单用芍药与甘草，散逆止痛能和营。

逍遥散

逍遥散用当归芍，柴苓术草加姜薄；
散郁除蒸功最奇，调经八味丹栀著。

藿香正气散

藿香正气大腹苏，甘桔陈苓术朴俱；
夏曲白芷加姜枣，感伤岚瘴并能驱。

六和汤

六和藿朴杏砂呈，半夏木瓜赤茯并；
术参扁豆同甘草，姜枣煎之六气平；
或益香薷或苏叶，伤寒伤暑用须明。

清脾饮

清脾饮用青朴柴，芩夏甘苓白术偕；

更加草果姜煎服，热多阳疟此方佳。

痛泻要方

痛泻要方陈皮芍，防风白术煎丸酌；
补土泻木理肝脾，若作食伤医便错。

六、表里之剂

大柴胡汤

大柴胡汤用大黄，枳实芩夏白芍将；
煎加姜枣表兼里，妙法内攻并外攘；
柴胡芒硝义亦尔，仍有桂枝大黄汤。

防风通圣散

防风通圣大黄硝，荆芥麻黄栀芍翘；
甘桔芎归膏滑石，薄荷芩术力偏饶；
表里交攻阳热盛，外科疡毒总能消。

五积散

五积散治五般积，麻黄苍芷芍归芎；
枳桔桂姜甘茯朴，陈皮半夏加姜葱；
除桂枳陈余略炒，熟料尤增温散功；
温中解表祛寒湿，散痞调经用各充。

葛根黄芩黄连汤

葛根黄芩黄连汤，甘草四般治二阳；
解表清里兼和胃，喘汗自利保平康。

参苏饮

参苏饮内用陈皮，枳壳前胡半夏宜；
干葛木香甘桔茯，内伤外感此方推；
参前若去芎柴入，饮号芎苏治不差；
香苏饮仅陈皮草，感伤内外亦堪施。

茵陈丸

茵陈丸用大黄硝，鳖甲常山巴豆邀；
杏仁栀豉蜜丸服，汗吐下兼三法超；
时气毒疠及疟痢，一丸两服量病调。

大羌活汤

大羌活汤即九味，己独知连白术暨；
散热培阴表里和，伤寒两感差堪慰。

三黄石膏汤

三黄石膏芩柏连，栀子麻黄豆豉全；
姜枣细茶煎热服，表里三焦热盛宣。

七、消补之剂

平胃散

平胃散是苍术朴，陈皮甘草四般药；

除湿散满驱瘴岚，调胃诸方从此扩；
或合二陈或五苓，硝黄麦曲均堪著；
若合小柴名柴平，煎加姜枣能除疟；
又不换金正气散，即是此方加夏藿。

保和丸

保和神曲与山楂，苓夏陈翘菔子加；
曲糊为丸麦汤下，亦可方中用麦芽；
大安丸内加白术，消中兼补效堪夸。

健脾丸

健脾参术与陈皮，枳实山楂麦蘖随；
曲糊作丸米饮下，消补兼行胃弱宜；
枳术丸亦消兼补，荷叶烧饭上升奇。

参苓白术散

参苓白术扁豆陈，山药甘莲砂薏仁；
桔梗上浮兼保肺，枣汤调服益脾神。

枳实消痞丸

枳实消痞四君全，麦芽夏曲朴姜连；
蒸饼糊丸消积满，清热破结补虚痊。

鳖甲饮子

鳖甲饮子治疟母，甘草芪术芍芎偶；
草果槟榔厚朴增，乌梅姜枣同煎服。

葛花解酲汤

葛花解酲香砂仁，二苓参术蔻青陈；
神曲干姜兼泽泻，温中利湿酒伤珍。

八、理气之剂

补中益气汤

补中益气芪术陈，升柴参草当归身；
虚劳内伤功独擅，亦治阳虚外感因；

木香苍术易归术，调中益气畅脾神。

乌药顺气汤

乌药顺气芎芷姜，橘红枳桔及麻黄；
僵蚕炙草姜煎服，中气厥逆此方详。

越鞠丸

越鞠丸治六般郁，气血痰火湿食因；
芎苍香附兼栀曲，气畅郁舒痛闷伸；
又六郁汤苍芎附，甘苓橘半栀砂仁。

苏子降气汤

苏子降气橘半归，前胡桂朴草姜依；
下虚上盛痰嗽喘，亦有加参贵合机。

四七汤

四七汤理七情气，半夏厚朴茯苓苏；
姜枣煎之舒郁结，痰涎呕痛尽能舒；

又有局方名四七，参桂夏草妙更殊。

四磨汤

四磨亦治七情侵，人参乌药及槟沉；
浓磨煎服调逆气，实者枳壳易人参；
去参加入木香枳，五磨饮子白酒斟。

代赭旋覆汤

代赭旋覆用人参，半夏甘姜大枣临；
重以镇逆咸软痞，痞硬噫气力能禁。

绀珠正气天香散

绀珠正气天香散，香附干姜苏叶陈；
乌药舒郁兼除痛，气行血行自经匀。

橘皮竹茹汤

橘皮竹茹治呕呃，参甘半夏枇杷麦；
赤茯再加姜枣煎，方由金匮此加辟。

丁香柿蒂汤

丁香柿蒂人参姜，呃逆因寒中气戕；
济生香蒂仅二味，或加竹橘用皆良。

定喘汤

定喘白果与麻黄，款冬半夏白皮桑；
苏杏黄芩兼甘草，肺寒膈热喘哮尝。

九、理血之剂

四物汤

四物地芍与归芎，血家百病此方通；
八珍合入四君子，气血双疗功独崇；
再加黄芪与肉桂，十全大补补方雄；
十全除却芪地草，加粟煎之名胃风。

人参养荣汤

人参养荣即十全，除却川芎五味联；
陈皮远志加姜枣，脾肺气血补方先。

归脾汤

归脾汤用术参芪，归草茯神远志随；
酸枣木香龙眼肉，煎加姜枣益心脾；
怔忡健忘俱可却，肠风崩漏总能医。

当归四逆汤

当归四逆桂枝芍，细辛甘草木通着；
再加大枣治阴厥，脉细阳虚由血弱；
内有久寒加姜茱，发表温中通脉络；
不用附子及干姜，助阳过剂阴反灼。

养心汤

养心汤用草芪参，二茯芎归柏子寻；

夏曲远志兼桂味，再加酸枣总宁心。

桃仁承气汤

桃仁承气五般奇，甘草硝黄并桂枝；
热结膀胱小腹胀，如狂蓄血最相宜。

犀角地黄汤

犀角地黄芍药丹，血升胃热火邪干；
斑黄阳毒皆堪治，或益柴芩总伐肝。

咳血方

咳血方中诃子收，瓜蒌海石山栀投；
青黛蜜丸口嚼化，咳嗽痰血服之瘳。

秦艽白术丸

东垣秦艽白术丸，归尾桃仁枳实攒；
地榆泽泻皂角子，糊丸血痔便艰难；
仍有苍术防风剂，润血疏风燥湿安。

槐花散

槐花散用治肠风，侧柏黑荆枳壳充；
为末等分米饮下，宽肠凉血逐风功。

小蓟饮子

小蓟饮子藕蒲黄，木通滑石生地襄；
归草栀子淡竹叶，血淋热结服之良。

四生丸

四生丸用三般叶，侧柏艾荷生地协；
等分生捣如泥煎，血热妄行止衄惬。

复元活血汤

复元活血汤柴胡，花粉当归山甲入；
桃仁红花大黄草，损伤瘀血酒煎祛。

十、祛风之剂

小续命汤

小续命汤桂附芎，麻黄参芍杏防风；
黄芩防己兼甘草，六经风中此方通。

大秦艽汤

大秦艽汤羌独防，芎芷辛芩二地黄；
石膏归芍苓甘术，风邪散见可通尝。

三生饮

三生饮用乌附星，三皆生用木香听；
加参对半扶元气，卒中痰迷服此灵；
星香散亦治卒中，体肥不渴邪在经。

地黄饮子

地黄饮子山茱斛，麦味菖蒲远志茯；

苁蓉桂附巴戟天，少入薄荷姜枣服；
喑厥风痱能治之，火归水中水生木。

独活汤

独活汤中羌独防，芎归辛桂参夏菖；
茯神远志白薇草，瘛疭昏愦力能匡。

顺风匀气散

顺风匀气术乌沉，白芷天麻苏叶参；
木瓜甘草青皮合，喎僻偏枯口舌喑。

上中下通用痛风方

黄柏苍术天南星，桂枝防己及威灵；
桃仁红花龙胆草，羌芷川芎神曲停；
痛风湿热与痰血，上中下通用之听。

独活寄生汤

独活寄生艽防辛，芎归地芍桂苓均；

杜仲牛膝人参草，冷风顽痹屈能伸；
若去寄生加芪续，汤名三痹古方珍。

消风散

消风散内羌防荆，芎朴参苓陈草并；
僵蚕蝉蜕藿香入，为末茶调或酒行；
头痛目昏项背急，顽麻瘾疹服之清。

川芎茶调散

川芎茶调散荆防，辛芷薄荷甘草羌；
目昏鼻塞风攻上，正偏头痛悉平康。
方内若加僵蚕菊，菊花茶调用亦臧。

青空膏

青空芎草柴芩连，羌防升之入顶颠；
为末茶调如膏服，正偏头痛一时蠲。

人参荆芥散

人参荆芥散熟地，防风柴枳芎归比；
酸枣鳖羚桂术甘，血风劳作风虚治。

十一、祛寒之剂

理中汤

理中汤主理中乡，甘草人参术黑姜；
呕利腹痛阴寒盛，或加附子总扶阳。

真武汤

真武汤壮肾中阳，茯苓术芍附生姜；
少阴腹痛有水气，悸眩瞤惕保安康。

四逆汤

四逆汤中姜附草，三阴厥逆太阳沉；
或益姜葱参芍桔，通阳复脉力能任。

白通加人尿猪胆汁汤

白通加尿猪胆汁，干姜附子兼葱白；
热因寒用妙义深，阴盛格阳厥无脉。

吴茱萸汤

吴茱萸汤人参枣，重用生姜温胃好；
阳明寒呕少阴利，厥阴头痛皆能保。

益元汤

益元艾附与干姜，麦味知连参草将；
姜枣葱煎入童便，内寒外热名戴阳。

回阳救急汤

回阳救急用六君，桂附干姜五味群；
加麝三厘或胆汁，三阴寒厥见奇勋。

四神丸

四神故纸吴茱萸，肉蔻五味四般须；
大枣百枚姜八两，五更肾泻火衰扶。

厚朴温中汤

厚朴温中陈草苓，干姜草蔻木香停；
煎服加姜治腹痛，虚寒胀满用皆灵。

导气汤

寒疝痛用导气汤，川楝茴香与木香；
吴茱煎以长流水，散寒通气和小肠。

疝气方

疝气方用荔枝核，栀子山楂枳壳益；
再入吴茱暖厥阴，长流水煎疝痛释。

橘核丸

橘核丸中川楝桂，朴实延胡藻带昆；
桃仁二木酒糊合，癞疝痛顽盐酒吞。

十二、祛暑之剂

三物香薷饮

三物香薷豆朴先，若云热盛加黄连；
或加苓草名五物，利湿祛暑木瓜宣；
再加参芪与陈术，兼治中伤十味全；
二香合入香苏饮，仍有藿薷香葛传。

清暑益气汤

清暑益气参草芪，当归麦味青陈皮；
曲柏葛根苍白术，升麻泽泻姜枣随。

缩脾饮

缩脾饮用清暑气，砂仁草果乌梅暨；
甘草葛根扁豆加，吐泻烦渴温脾胃；
古人治暑多用温，暑为阴证此所谓；
大顺杏仁姜桂甘，散寒燥湿斯为贵。

生脉散

生脉麦味与人参，保肺清心治暑淫；
气少汗多兼口渴，病危脉绝急煎斟。

六一散

六一滑石同甘草，解肌行水兼清燥；
统治表里及三焦，热渴暑烦泻痢保；
益元碧玉与鸡苏，砂黛薄荷加之好。

十三、利湿之剂

五苓散

五苓散治太阳腑，白术泽泻猪茯苓；
膀胱化气添官桂，利便消暑烦渴清；
除桂名为四苓散，无寒但渴服之灵；
猪苓汤除桂与术，加入阿胶滑石停；
此为和湿兼泻热，黄疸便闭渴呕宁。

小半夏加茯苓汤

小半夏加茯苓汤，行水散痞有生姜；
加桂除夏治悸厥，茯苓甘草汤名彰。

肾着汤

肾着汤内用干姜，茯苓甘草白术襄；
伤湿身痛与腰冷，亦名干姜苓术汤；
黄芪防己除姜茯，术甘姜枣共煎尝；

此治风水与诸湿，身重汗出服之良。

舟车丸

舟车牵牛及大黄，遂戟芫花又木香；
青皮橘皮加轻粉，燥实阳水却相当。

疏凿饮

疏凿槟榔及商陆，苓皮大腹同椒目；
赤豆艽羌泻木通，煎益姜皮阳水服。

实脾饮

实脾苓术与木瓜，甘草木香大腹加；
草蔻附姜兼厚朴，虚寒阴水效堪夸。

五皮饮

五皮饮用五般皮，陈茯姜桑大腹奇；
或用五加易桑白，脾虚肤胀此方司。

羌活胜湿汤

羌活胜湿羌独芎，甘蔓藁本与防风；
湿气在表头腰重，发汗升阳有异功；
风能胜湿升能降，不与行水渗湿同；
若除独活芎蔓草，除湿升麻苍术充。

大橘皮汤

大橘皮汤治湿热，五苓六一二方缀；
陈皮木香槟榔增，能消水肿及泄泻。

茵陈蒿汤

茵陈蒿汤治疸黄，阴阳寒热细推详；
阳黄大黄栀子入，阴黄附子与干姜；
亦有不用茵陈者，仲景柏皮栀子汤。

八正散

八正木通与车前，萹蓄大黄滑石研；

草梢瞿麦兼栀子，煎加灯草痛淋蠲。

萆解分清饮

萆解分清石菖蒲，草梢乌药益智俱；
或益茯苓盐煎服，通心固肾浊精驱；
缩泉益智同乌药，山药糊丸便数需。

当归拈痛汤

当归拈痛羌防升，猪泽茵陈芩葛朋；
二术苦参知母草，疮疡湿热服皆应。

十四、润燥之剂

炙甘草汤

炙甘草汤参姜桂，麦冬生地大麻仁；
大枣阿胶加酒服，虚劳肺痿效如神。

滋燥养荣汤

滋燥养荣两地黄，芩甘归芍及芃防；
爪枯肤燥兼风秘，火燥金伤血液亡。

活血润燥生津饮

活血润燥生津饮，二冬熟地兼瓜蒌；
桃仁红花及归芍，利秘通幽善泽枯。

润肠丸

润肠丸用归尾羌，桃仁麻仁及大黄；
或加芃防皂角子，风秘血秘善通肠。

韭汁牛乳饮

韭汁牛乳反胃滋，养荣散瘀润肠奇；
五汁安中姜梨藕，三般加入用随宜。

通幽汤

通幽汤中二地俱，桃仁红花归草濡；
升麻升清以降浊，噎塞便秘此方需；
有加麻仁大黄者，当归润肠汤名殊。

搜风顺气丸

搜风顺气大黄蒸，郁李麻仁山药增；
防独车前及槟枳，菟丝牛膝山茱仍；
中风风秘及气秘，肠风下血总堪凭。

消渴方

消渴方中花粉连，藕汁生地牛乳研；
或加姜蜜为膏服，泻火生津益血痊。

白茯苓丸

白茯苓丸治肾消，花粉黄连萆薢调；
二参熟地覆盆子，石斛蛇床膍胵要。

猪肾荠苨汤

猪肾荠苨参茯神，知芩葛草石膏因；
磁石天花同黑豆，强中消渴此方珍。

地黄饮子

地黄饮子参芪草，二地二冬枇斛参；
泽泻枳实疏二腑，躁烦消渴血枯含。

酥蜜膏酒

酥蜜膏酒用饴糖，二汁百部及生姜；
杏枣补脾兼润肺，声嘶气惫酒温尝。

清燥汤

清燥二术与黄芪，参苓连柏草陈皮；
猪泽升柴五味曲，麦冬归地痿方推。

十五、泻火之剂

黄连解毒汤

黄连解毒汤四味，黄柏黄芩栀子备；

躁狂大热呕不眠，吐衄斑黄均可使；

若云三黄石膏汤，再加麻黄及淡豉；

此为伤寒温毒盛，三焦表里相兼治；

栀子金花加大黄，润肠泻热真堪倚。

附子泻心汤

附子泻心用三黄，寒加热药以维阳；

痞乃热邪寒药治，恶寒加附始相当；

大黄附子汤同意，温药下之妙异常。

半夏泻心汤

半夏泻心黄连芩，干姜甘草与人参；

大枣和之治虚痞，法在降阳而和阴。

白虎汤

白虎汤用石膏煨，知母甘草粳米陪；
亦有加入人参者，躁烦热渴舌生胎。

竹叶石膏汤

竹叶石膏汤人参，麦冬半夏竹叶灵；
甘草生姜兼粳米，暑烦热渴脉虚寻。

升阳散火汤

升阳散火葛升柴，羌独防风参芍侪；
生炙二草加姜枣，阳经火郁发之佳。

凉膈散

凉膈硝黄栀子翘，黄芩甘草薄荷饶；
竹叶蜜煎疗膈上，中焦燥实服之消。

清心莲子饮

清心莲子石莲参，地骨柴胡赤茯苓；
芪草麦冬车前子，躁烦消渴及崩淋。

甘露饮

甘露两地与茵陈，芩枳枇杷石斛伦；
甘草二冬平胃热，桂苓犀角可加均。

清胃散

清胃散用升麻连，当归生地牡丹全；
或益石膏平胃热，口疮吐衄及牙宣。

泻黄散

泻黄甘草与防风，石膏栀子藿香充；
炒香蜜酒调和服，胃热口疮并见功。

钱乙泻黄散

钱乙泻黄升防芷，芩夏石斛同甘枳；
亦治胃热及口疮，火郁发之斯为美。

泻白散

泻白桑皮地骨皮，甘草粳米四般宜；
参茯知芩皆可入，肺炎喘嗽此方施。

泻青丸

泻青丸用龙胆栀，下行泻火大黄资。
羌防升上芎归润，火郁肝经用此宜。

龙胆泻肝汤

龙胆泻肝栀芩柴，生地车前泽泻偕；
木通甘草当归合，肝经湿热力能排。

当归龙荟丸

当归龙荟用四黄，龙胆芦荟木麝香；
黑栀青黛姜汤下，一切肝火尽能攘。

左金丸

左金茱连六一丸，肝经火郁吐吞酸；
再加芍药名戊己，热泻热痢服之安；
连附六一治胃痛，寒因热用理一般。

导赤散

导赤生地与木通，草梢竹叶四般攻；
口糜淋痛小肠火，引热同归小便中。

清骨散

清骨散用银柴胡，胡连秦艽鳖甲符；
地骨青蒿知母草，骨蒸劳热保无虞。

普济消毒饮

普济消毒芩连鼠，玄参甘桔蓝根侣；
升柴马勃连翘陈，僵蚕薄荷为末咀。
或加人参及大黄，大头天行力能御。

清震汤

清震汤治雷头风，升麻苍术两般充；
荷叶一枝升胃气，邪从上散不传中。

桔梗汤

桔梗汤中用防己，桑皮贝母瓜蒌子；
甘枳当归薏杏仁，黄芪百合姜煎此；
肺痈吐脓或咽干，便秘大黄可加使。

清咽太平丸

清咽太平薄荷芎，柿霜甘桔及防风；
犀角蜜丸治膈热，早间咯血颊常红。

消斑青黛饮

消斑青黛栀连犀，知母玄参生地齐；
石膏柴胡人参草，便实参去大黄跻；
姜枣煎加一匙醋，阳邪里实此方稽。

辛夷散

辛夷散里藁防风，白芷升麻与木通；
芎细甘草茶调服，鼻生瘜肉此方攻。

苍耳散

苍耳散中用薄荷，辛夷白芷四般和；
葱茶调服疏肝肺，清升浊降鼻渊瘥。

妙香散

妙香山药与参芪，甘桔二茯远志随；
少佐辰砂木香麝，惊悸郁结梦中遗。

十六、除痰之剂

二陈汤

二陈汤用半夏陈，益以茯苓甘草臣；
利气调中兼去湿，一切痰饮此为珍；
导痰汤内加星枳，顽痰胶固力能驯；
若加竹茹与枳实，汤名温胆可宁神；
润下丸仅陈皮草，利气祛痰妙绝伦。

涤痰汤

涤痰汤用半夏星，甘草橘红参茯苓；
竹茹菖蒲兼枳实，痰迷舌强服之醒。

青州白丸子

青州白丸星夏并，白附川乌俱用生；
晒露糊丸姜薄引，风痰瘫痪小儿惊。

清气化痰丸

清气化痰星夏橘，杏仁枳实瓜蒌实；
芩苓姜汁为糊丸，气顺火消痰自失。

常山饮

常山饮中知贝取，乌梅草果槟榔聚；
姜枣酒水煎露之，劫痰截疟功堪诩。

滚痰丸

滚痰丸用青礞石，大黄黄芩沉木香；
百病多因痰作祟，顽痰怪证力能匡。

金沸草散

金沸草散前胡辛，半夏荆甘赤茯因；
煎加姜枣除痰嗽，肺感风寒头自颦；
局方不用细辛茯，加入麻黄赤芍均。

半夏白术天麻汤

半夏白术天麻汤，参芪橘柏及干姜；
苓泻麦芽苍术曲，太阴痰厥头痛良。

顺气消食化痰丸

顺气消食化痰丸，青皮星夏菔苏攒；
曲麦山楂葛杏附，蒸饼为糊姜汁抟。

截疟七宝饮

截疟七宝常山果，槟榔朴草青陈伙；
水酒合煎露一宵，阳经实疟服之妥。

十七、收涩之剂

金锁固精丸

金锁固精芡莲须，龙骨蒺藜牡蛎需；
莲粉糊丸盐酒下，涩精秘气滑遗无。

茯菟丹

茯菟丸疗精滑脱，菟苓五味石莲末；
酒煮山药为糊丸，亦治强中及消渴。

治浊固本丸

治浊固本莲蕊须，砂仁连柏二苓俱；
益智半夏同甘草，清热利湿固兼驱。

诃子散

诃子散用治寒泻，炮姜粟壳橘红也；
河间木香诃草连，仍用术芍煎汤下。
二者药异治略同，亦主脱肛便血者。

桑螵蛸散

桑螵蛸散治便数，参苓龙骨同龟壳；
菖蒲远志及当归，补肾宁心健忘觉。

真人养脏汤

真人养脏诃粟壳，肉蔻当归桂木香；
术芍参甘为涩剂，脱肛久痢早煎尝。

当归六黄汤

当归六黄治汗出，芪柏芩连生熟地；
泻火固表复滋阴，加麻黄根功更异；
或云此药太苦寒，胃弱气虚在所忌。

柏子仁丸

柏子仁丸人参术，麦麸牡蛎麻黄根；
再加半夏五味子，阴虚盗汗枣丸吞。

牡蛎散

阳虚自汗牡蛎散，黄芪浮麦麻黄根；
扑法芎藁糯米粉，或将龙骨牡蛎扪。

十八、杀虫之剂

乌梅丸

乌梅丸用细辛桂，人参附子椒姜继；
黄连黄柏及当归，温脏安蛔寒厥剂。

化虫丸

化虫鹤虱及使君，槟榔芜荑苦楝群；
白矾胡粉糊丸服，肠胃诸虫永绝氛。

十九、痈疡之剂

真人活命饮

真人活命金银花，防芷归陈草节加；
贝母天花兼乳没，穿山角刺酒煎嘉；
一切痈疽能溃散，溃后忌服用毋差；
大黄便实可加使，铁器酸物勿沾牙。

金银花酒

金银花酒加甘草，奇疡恶毒皆能保；
护膜须用蜡矾丸，二方均是疡科宝。

托里十补散

托里十补参芪芎，归桂白芷及防风；
甘桔厚朴酒调服，痈疡脉弱赖之充。

托里温中汤

托里温中姜附羌，茴木丁沉共四香；
陈皮益智兼甘草，寒疡内陷呕泻良。

托里定痛汤

托里定痛四物兼，乳香没药桂心添。
再加蜜炒罂粟壳，溃疡虚痛去如拈。

散肿溃坚汤

散肿溃坚知柏连，花粉黄芩龙胆宣；
升柴翘葛兼甘桔，归芍棱莪昆布全。

二十、经产之剂

妊娠六合汤

海藏妊娠六合汤，四物为君妙义长；
伤寒表虚地骨桂，表实细辛兼麻黄；
少阳柴胡黄芩入，阳明石膏知母藏。
小便不利加苓泻，不眠黄芩栀子良；
风湿防风与苍术，发斑蕴毒升翘将；
胎动血漏名胶艾，虚痞朴实颇相当；
脉沉寒厥亦桂附，便秘蓄血桃仁黄；
安胎养血先为主，余因各症细参详。
后人法此治经水，过多过少别温凉；
温六合汤加芩术，色黑后期连附商；

热六合汤栀连益，寒六合汤加附姜；
气六合汤加陈朴，风六合汤加艽羌；
此皆经产通用剂，说与时师好审量。

胶艾汤

胶艾汤中四物先，阿胶艾叶甘草全；
妇人良方单胶艾，胎动血漏腹痛痊；
胶艾四物加香附，方名妇宝调经专。

当归散

当归散益妇人妊，术芍芎归及子芩；
安胎养血宜常服，产后胎前功效深。

黑神散

黑神散中熟地黄，归芍甘草桂炮姜；
蒲黄黑豆童便酒，消瘀下胎痛逆忘。

清魂散

清魂散用泽兰叶，人参甘草川芎协；
荆芥理血兼祛风，产中昏晕神魂贴。

羚羊角散

羚羊角散杏薏仁，防独芎归又茯神；
酸枣木香和甘草，子痫风中可回春。

当归生姜羊肉汤

当归生姜羊肉汤，产后腹痛蓐劳匡；
亦有加入参芪者，千金四物甘桂姜。

达生散

达生紫苏大腹皮，参术甘陈归芍随；
再加葱叶黄杨脑，孕妇临盆先服之；
若将川芎易白术，紫苏饮子子悬宜。

参术饮

妊娠转胞参术饮，芎芍当归熟地黄；
炙草陈皮兼半夏，气升胎举自如常。

牡丹皮散

牡丹皮散延胡索，归尾桂心赤芍药；
牛膝棱莪酒水煎，气行瘀散血癥削。

固经丸

固经丸用龟板君，黄柏樗皮香附群；
黄芩芍药酒丸服，漏下崩中色黑殷。

柏子仁丸

柏子仁丸熟地黄，牛膝续断泽兰芳；
卷柏加之通血脉，经枯血少肾肝匡。

附：便用杂方

望梅丸

望梅丸用盐梅肉，苏叶薄荷与柿霜；
茶末麦冬糖共捣，旅行赍服胜琼浆。

骨灰固齿散

骨灰固齿猪羊骨，腊月腌成煅研之；
骨能补骨咸补肾，坚牙健啖老尤奇。

软脚散

软脚散中芎芷防，细辛四味研如霜；
轻撒鞋中行远道，足无箴疱汗皆香。

稀痘神方

稀痘神丹三种豆，粉草细末竹筒装；
腊月厕中浸洗净，风干配入梅花良；

丝瓜藤丝煎汤服，一年一次三年光；
又方蜜调忍冬末，不住服之效亦强；
更有元参菟丝子，蜜丸如弹空心尝；
白酒调化日二次，或加犀麦生地黄；
此皆验过稀痘法，为力简易免仓皇。

针灸歌赋集要

标幽赋

选自《针经指南》

拯救之法，妙用者针。察岁时于天道，定形气于予心，春夏瘦而刺浅，秋冬肥而刺深，不穷经络阴阳，多逢刺禁；既论脏腑虚实，须向经寻。

原夫起自中焦，水初下漏，太阴为始，至厥阴而方终；穴出云门，抵期门而最后。正经十二，别络走三百余支；正侧仰伏，气血有六百余候。手足三阳，手走头而头走足；手足三阴，足走腹而胸走手。要识迎随，须明逆顺。

况夫阴阳气血，多少为最：厥阴太阳，少气多血；太阴少阴，少血多气；而又气多血少者，少阳之分；气盛血多者，阳明之位。先详多少之宜，次察应至之气。轻滑慢而未来，沉涩紧而已至。既至

236

也，量寒热而留疾；未至也，据虚实而候气。气之至也，如鱼吞钩饵之浮沉；气未至也，如闲处幽堂之深邃。气速至而速效，气迟至而不治。

观夫九针之法，毫针最微，七星上应，众穴主持。本形金也，有蠲邪扶正之道；短长水也，有决凝开滞之机。定刺象木，或斜或正；口藏比火，进阳补羸。循机扪而可塞以象土，实应五行而可知。然是三寸六分，包含妙理；虽细桢于毫发，同贯多歧。可平五脏之寒热，能调六腑之虚实。拘挛闭塞，遣八邪而去矣；寒热痹痛，开四关而已之。

凡刺者，使本神朝而后入；既刺也，使本神定而气随。神不朝而勿刺，神已定而可施。定脚处，取气血为主意；下手处，认水木是根基。天地人三才也，涌泉同璇玑、百会；上中下三部也，大包与天枢、地机。阳跷、阳维并督带，主肩背腰腿在表之病；阴跷、阴维、任、冲脉，去心腹胁肋在里之疑。二陵、二跷、二交，似续而交五大；两间、两商、两井，相依而别两支。

　　大抵取穴之法，必有分寸，先审自意，次观肉分；或伸屈而得之，或平直而安定。在阳部筋骨之侧，陷下为真；在阴分郄腘之间，动脉相应。取五穴用一穴而必端，取三经用一经而可正。头部与肩部详分，督脉与任脉易定。明标与本，论刺深刺浅之经；住痛移疼，取相交相贯之径。

　　岂不闻脏腑病，而求门、海、俞、募之微；经络滞，而求原、别、交、会之道。更穷四根三结，依标本而刺无不痊；但用八法、五门，分主客而针无不效。八脉始终连八会，本是纪纲；十二经络十二原，是为枢要。一日取六十六穴之法，方见幽微，一时取一十二经之原，始知要妙。

原夫补泻之法，非呼吸而在手指；速效之功，要交正而识本经。交经缪刺，左有病而右畔取；泻络远针，头有病而脚上针。巨刺与缪刺各异，微针与妙刺相通。观部分而知经络之虚实，视浮沉而辨脏腑之寒温。且夫先令针耀，而虑针损；次藏口内，而欲针温。目无外视，手如握虎；心无内慕，如待贵人。左手重而多按，欲令气散；右手轻而徐入，不痛之因。空心恐怯，直立侧而多晕；背目沉掐，坐卧平而没昏。

推于十干、十变，知孔穴之开阖；论其五行、五脏，察日时之旺衰。伏如横弩，应若发机。阴交阳别而定血晕，阴跷、阳维而下胎衣。痹厥偏枯，迎随俾经络接续；漏崩带下，温补使气血依归。静以久留，停针待之。必准者，取照海治喉中之闭塞；端的处，用大钟治心内之呆痴。

大抵疼痛实泻，痒麻虚补。体重节痛而俞居，心下痞满而井主。心胀咽痛，针太冲而必除；脾冷胃疼，泻公孙而立愈。胸满腹痛刺内关，胁疼肋痛针飞虎。筋挛骨痛而补魂门，体热劳嗽而泻魄户。头风头痛，刺申脉与金门；眼痒眼痛，泻光明与地五。泻阴郄止盗汗，治小儿骨蒸；刺偏历利小便，医大人水蛊；中风环跳而宜刺，虚损天枢而可取。

由是午前卯后，太阴生而疾温；离左酉南，月朔死而速冷。循扪弹怒，留吸母而坚长；爪下伸提，疾呼子而嘘短。动退空歇，迎夺右而泻凉；推内进搓，随济左而补暖。

慎之！大患危疾，色脉不顺而莫针；寒热风阴，饥饱醉劳而切忌。望不补而晦不泻，弦不夺而朔不济；精其心而穷其法，无灸艾而坏其皮；正其理而求其原，免投针而失其位。避灸处而加四肢，四十有九；禁刺处而除六腧，二十有二。

抑又闻高皇抱疾未瘥，李氏刺巨阙而后苏；太子暴死为厥，越人针维会而复醒。肩井、曲池，甄权刺臂痛而复射；悬钟、环跳，华佗刺躄足而立行。秋夫针腰俞而鬼免沉疴，王纂针交俞而妖精立出。取肝俞与命门，使瞽士视秋毫之末；刺少阳与交别，俾聋夫听夏蚋之声。

嗟夫！去圣逾远，此道渐坠。或不得意而散其学，或愆其能而犯禁忌。愚庸智浅，难契于玄言。至道渊深，得之者有几？偶述斯言，不敢示诸明达者焉，庶几乎童蒙之心启。

百症赋
选自《针灸聚英》

百症俞穴，再三用心。囟会连于玉枕，头风疗以金针。悬颅、颔厌之中，偏头痛止；强间、丰隆之际，头痛难禁。

原夫面肿虚浮，须仗水沟、前顶；耳聋气闭，全凭听会、翳风。面上虫行有验，迎香可取；耳中蝉噪有声，听会堪攻。目眩兮，支正、飞扬；目黄兮，阳纲、胆俞。攀睛攻少泽、肝俞之所，泪出刺临泣、头维之处。目中漠漠，即寻攒竹、三间；目觉䀮䀮，急取养老、天柱。

观其雀目肝气，睛明、行间而细推；审他项强伤寒，温溜、期门而主之。廉泉、中冲，舌下肿疼堪取；天府、合谷，鼻中衄血宜追。耳门、丝竹空，住牙疼于顷刻；颊车、地仓穴，正口喎于片时。喉痛兮，液门、鱼际去疗；转筋兮，金门、丘墟来医。阳谷、侠溪，颔肿口噤并治；少商、曲泽，血虚口渴同施。通天去鼻内无闻之苦，复溜祛舌干口燥之悲。哑门、关冲，舌缓不语而要紧；天鼎、间使，失音嗫嚅而休迟。太冲泻唇㖞以速愈，承浆泻牙疼而即移。项强多恶风，束骨相连于天柱；热病汗不出，大都更接于经渠。

且如两臂顽麻，少海就傍于三里；半身不遂，阳陵远达于曲池。建里、内关，扫尽胸中之苦闷；听宫、脾俞，祛残心下之悲凄。久知胁肋疼痛，气户、华盖有灵；腹内肠鸣，下脘、陷谷能平。胸胁支满何疗，章门、不容细寻；膈疼饮蓄难禁，膻中、巨阙便针；胸满更加噎塞，中府、意舍所行；胸膈停留瘀血，肾俞、巨髎宜征。胸满项强，神藏、璇玑已试；背连腰痛，白环、委中曾经。脊强兮，水道、筋缩；目瞤兮，颧髎、大迎。痉病非颅息而不愈，脐风须然谷而易醒。委阳、天池，腋肿针而速散；后溪、环跳，腿疼刺而即轻。梦魇不宁，厉兑相谐于隐白；发狂奔走，上脘同起于神门。惊悸怔忡，取阳交、解溪勿误；反张悲哭，仗天冲、大横须精。癫疾必身柱、本神之令；发热仗少冲、曲池之津。岁热时行，陶道复求肺俞理；风痫常发，神道须还心俞宁。湿寒湿热下髎定，厥寒厥热涌泉清。寒栗恶寒，二间疏通阴郄暗；烦心呕吐，幽门开彻玉堂明。行间、涌泉，主消渴之肾竭；阴陵、水分，去水肿之脐盈。痨瘵传尸，趋魄户、膏肓之路；中邪霍乱，寻阴谷、三里之程。治疸消黄，谐后溪、劳宫而看；倦言嗜卧，往通里、大钟而明。咳嗽连声，肺俞须迎天突穴；小便赤涩，兑端独泻太阳经。刺长强与承山，善主肠风新下血；针三阴与气海，专司白浊久遗精。

且如肓俞、横骨，泻五淋之久积；阴郄、后溪，治盗汗之多出。脾虚谷以不消，脾俞、膀胱俞觅；胃冷食而难化，魂门、胃俞堪责。鼻痔必取龈交，瘿气须求浮白。大敦、照海，患寒疝而善蠲；五里、臂臑，生疬疮而能治；至阴、屋翳，疗痒疾之疼多；肩髃、阳溪，消瘾风之热极。

抑又论妇人经事改常，自有地机、血海；女子少气漏血，不无交信、合阳；带下产崩，冲门、气冲宜审；月潮违限，天枢、水泉细详。肩井乳痈而极效，商丘痔瘤而最良。脱肛趋百会、尾翠之所，无子搜阴交、石关之乡。中脘主乎积痢，外丘收乎大肠。寒疟兮商阳、太溪验；疹癖兮冲门、血海强。

夫医乃人之司命，非志士而莫为；针

乃理之渊微，须至人之指教。先究其病源，后攻其穴道，随手见功，应针取效。方知玄理之玄，始达妙中之妙。此篇不尽，略举其要。

玉龙歌
选自《扁鹊神应针灸玉龙经》

中风不语最难医，发际顶门穴要知，
更向百会明补泻，即时苏醒免灾危。
鼻流清涕名鼻渊，先泻后补疾可痊。
若是头风并眼痛，上星穴内刺无偏。
头风呕吐眼昏花，穴取神庭始不差。
孩子慢惊何可治，印堂刺入艾还加。
头项强痛难回顾，牙疼并作一般看，
先向承浆明补泻，后针风府即时安。
偏正头风痛难医，丝竹金针亦可施，
沿皮向后透率谷，一针两穴世间稀。
偏正头风有两般，有无痰饮细推观，

若然痰饮风池刺，倘无痰饮合谷安。
口眼㖞斜最可嗟，地仓妙穴连颊车，
㖞左泻右依师正，㖞右泻左莫令斜。
不闻香臭从何治，迎香二穴可堪攻，
先补后泻分明效，一针未出气先通。
耳聋气闭痛难言，须刺翳风穴始瘥，
亦治项上生瘰疬，下针泻动即安然。
耳聋之症不闻声，痛痒蝉鸣不快情，
红肿生疮须用泻，宜从听会用针行。
偶尔失音言语难，哑门一穴两筋间，
若知浅针莫深刺，言语音和照旧安。
眉间疼痛苦难当，攒竹沿皮刺不妨，
若是眼昏皆可治，更针头维即安康。
两睛红肿痛难熬，怕日羞明心自焦，
只刺睛明鱼尾穴，太阳出血自然消。
眼痛忽然血贯睛，羞明更涩最难睁，
须得太阳针出血，不用金刀疾自平。
心血炎上两眼红，迎香穴内刺为通，

若将毒血搐出后，目内清凉始见功。

强痛脊背泻人中，挫闪腰酸亦可攻，

更有委中之一穴，腰间诸疾任君攻。

肾弱腰疼不可当，施为行止甚非常，

若知肾俞二穴处，艾火频加体自康。

环跳能治腿股风，居髎二穴认真攻，

委中毒血更出尽，愈见医科神圣功。

膝腿无力身立难，原因风湿致伤残，

倘知二市穴能灸，步履悠然渐自安。

髋骨能医两腿疼，膝头红肿不能行，

必针膝眼膝关穴，功效须臾病不生。

寒湿脚气不可熬，先针三里及阴交，

再将绝骨穴兼刺，肿痛登时立见消。

肿红腿足草鞋风，须把昆仑二穴攻，

申脉太溪如再刺，神医妙诀起疲癃。

脚背疼起丘墟穴，斜针出血即时轻，

解溪再与商丘识，补泻行针要辨明。

行步艰难疾转加，太冲二穴效堪夸，

更针三里中封穴，　去病如同用手抓。
膝盖红肿鹤膝风，　阳陵二穴亦堪攻，
阴陵针透尤收效，　红肿全消见异功。
腕中无力痛艰难，　握物难移体不安，
腕骨一针虽见效，　莫将补泻等闲看。
急疼两臂气攻胸，　肩井分明穴可攻，
此穴元来真气聚，　补多泻少应其中。
肩背风气连臂疼，　背缝二穴用针明，
五枢亦治腰间痛，　得穴方知疾顿轻。
两肘拘挛筋骨连，　艰难动作欠安然，
只将曲池针泻动，　尺泽兼行见圣传。
肩端红肿痛难当，　寒湿相争气血狂，
若向肩髃明补泻，　管君多灸自安康。
筋急不开手难伸，　尺泽从来要认真，
头面纵有诸样症，　一针合谷效通神。
腹中气块痛难当，　穴法宜向内关防，
八法有名阴维穴，　腹中之疾永安康。
腹中疼痛亦难当，　大陵外关可消详，

若是胁疼并闭结，支沟奇妙效非常。
脾家之证最可怜，有寒有热两相煎，
间使二穴针泻动，热泻寒补病俱痊。
九种心痛及脾疼，上脘穴内用神针，
若还脾败中脘补，两针神效免灾侵。
痔漏之疾亦可憎，表里急重最难禁，
或痛或痒或下血，二白穴在掌中寻。
三焦热气壅上焦，口苦舌干岂易调，
针刺关冲出毒血，口生津液病俱消。
手臂红肿连腕疼，液门穴内用针明，
更将一穴名中渚，多泻中间疾自轻。
中风之证症非轻，中冲二穴可安宁，
先补后泻如无应，再刺人中立便轻。
胆寒心虚病如何，少冲二穴最功多，
刺入三分不着艾，金针用后自平和。
时行疟疾最难禁，穴法由来未审明，
若把后溪穴寻得，多加艾火即时轻。
牙疼阵阵苦相煎，穴在二间要得传，

若患翻胃并吐食，中魁奇穴莫教偏。
乳蛾之证少人医，必用金针疾始除，
如若少商出血后，即时安稳免灾危。
如今瘾疹疾多般，好手医人治亦难，
天井二穴多着艾，纵生瘰疬灸皆安。
寒痰咳嗽更兼风，列缺二穴最可攻，
先把太渊一穴泻，多加艾火即收功。
痴呆之证不堪亲，不识尊卑枉骂人，
神门独治痴呆病，转手骨开得穴真。
连日虚烦面赤妆，心中惊悸亦难当，
若须通里穴寻得，一用金针体便康。
风眩目烂最堪怜，泪出汪汪不可言，
大小骨空皆妙穴，多加艾火疾应痊。
妇人吹乳痛难消，吐血风痰稠似胶，
少泽穴内明补泻，应时神效气能调。
满身发热痛为虚，盗汗淋淋渐损躯，
须得百劳椎骨穴，金针一刺疾俱除。
忽然咳嗽腰背疼，身柱由来灸便轻，

至阳亦治黄疸病，先补后泻效分明。
肾败腰虚小便频，夜间起止苦劳神，
命门若得金针助，肾俞艾灸起遄迍。
九般痔疾最伤人，必刺承山效若神，
更有长强一穴是，呻吟大痛穴为真。
伤风不解嗽频频，久不医时劳便成，
咳嗽须针肺俞穴，痰多宜向丰隆寻。
膏肓二穴治病强，此穴原来难度量，
斯穴禁针多着艾，二十一壮亦无妨。
腠理不密咳嗽频，鼻流清涕气昏沉，
须知喷嚏风门穴，咳嗽宜加艾火深。
胆寒由是怕惊心，遗精白浊实难禁，
夜梦鬼交心俞治，白环俞治一般针。
肝家血少目昏花，宜补肝俞力便加，
更把三里频泻动，还光益血自无差。
脾家之证有多般，致成翻胃吐食难，
黄疸亦须寻腕骨，金针必定夺中脘。
无汗伤寒泻复溜，汗多宜将合谷收，

若然六脉皆微细，　金针一补脉还浮。
大便闭结不能通，　照海分明在足中，
更把支沟来泻动，　方知妙穴有神功。
小腹胀满气攻心，　内庭二穴要先针，
两足有水临泣泻，　无水方能病不侵。
七般疝气取大敦，　穴法由来指侧间，
诸经具载三毛处，　不遇师传隔万山。
传尸劳病最难医，　涌泉出血免灾危，
痰多须向丰隆泻，　气喘丹田亦可施。
浑身疼痛疾非常，　不定穴中细审详，
有筋有骨须浅刺，　灼艾临时要度量。
劳宫穴在掌中寻，　满手生疮痛不禁，
心胸之病大陵泻，　气攻胸腹一般针。
哮喘之证最难当，　夜间不睡气遑遑，
天突妙穴宜寻得，　膻中着艾便安康。
鸠尾独治五般痫，　此穴须当仔细观，
若然着艾宜七壮，　多则伤人针亦难。
气喘急急不可眠，　何当日夜苦忧煎，

若得璇玑针泻动，更取气海自安然。
肾强疝气发甚频，气上攻心似死人，
关元兼刺大敦穴，此法亲传始得真。
水病之疾最难熬，腹满虚胀不肯消，
先灸水分并水道，后针三里及阴交。
肾气冲心得几时，须用金针疾自除，
若得关元并带脉，四海谁不仰明医。
赤白妇人带下难，只因虚败不能安，
中极补多宜泻少，灼艾还须着意看。
吼喘之证嗽痰多，若用金针疾自和，
俞府乳根一样刺，气喘风痰渐渐磨。
伤寒过经犹未解，须向期门穴上针，
忽然气喘攻胸膈，三里泻多须用心。
脾泄之证别无他，天枢二穴刺休差，
此是五脏脾虚疾，艾火多添病不加。
口臭之疾最可憎，劳心只为苦多情，
大陵穴内人中泻，心得清凉气自平。

肘后歌
选自《针灸聚英》

头面之疾针至阴，腿脚有疾风府寻，
心胸有病少府泻，脐腹有病曲泉针。
肩背诸疾中渚下，腰膝强痛交信凭，
胁肋腿痛后溪妙，股膝肿起泻太冲。
阴核发来如升大，百会妙穴真可骇。
顶心头痛眼不开，涌泉下针定安泰。
鹤膝肿劳难移步，尺泽能舒筋骨疼，
更有一穴曲池妙，根寻源流可调停，
其患若要便安愈，加以风府可用针。
更有手臂拘挛急，尺泽刺深去不仁，
腰背若患挛急风，曲池一寸五分攻。
五痔原因热血作，承山须下病无踪，
哮喘发来寝不得，丰隆刺入三分深。
狂言盗汗如见鬼，惺惺间使便下针，
骨寒髓冷火来烧，灵道妙穴分明记。

疟疾寒热真可畏，须知虚实可用意，
间使宜透支沟中，大椎七壮合圣治，
连日频频发不休，金门刺深七分是。
疟疾三日得一发，先寒后热无他语，
寒多热少取复溜，热多寒少用间使。
或患伤寒热未收，牙关风壅药难投，
项强反张目直视，金针用意列缺求。
伤寒四肢厥逆冷，脉气无时仔细寻，
神奇妙穴真有二，复溜半寸顺骨行。
四肢回还脉气浮，须晓阴阳倒换求，
寒则须补绝骨是，热则绝骨泻无忧，
脉若浮洪当泻解，沉细之时补便瘳。
百合伤寒最难医，妙法神针用意推，
口噤眼合药不下，合谷一针效甚奇。
狐惑伤寒满口疮，须下黄连犀角汤。
虫在脏腑食肌肉，须要神针刺地仓。
伤寒腹痛虫寻食，吐蛔乌梅可难攻，
十日九日必定死，中脘回还胃气通。

伤寒痞气结胸中，两目昏黄汗不通，
涌泉妙穴三分许，速使周身汗自通。
伤寒痞结胁积痛，宜用期门见深功，
当汗不汗合谷泻，自汗发黄复溜凭。
飞虎一穴通痞气，祛风引气使安宁。
刚柔二痉最乖张，口噤眼合面红妆，
热血流入心肺腑，须要金针刺少商。
中满如何去得根，阴包如刺效如神，
不论老幼依法用，须教患者便抬身。
打仆伤损破伤风，先于痛处下针攻，
后向承山立作效，甄权留下意无穷。
腰腿疼痛十年春，应针不了便惺惺，
大都引气探根本，服药寻方枉费金。
脚膝经年痛不休，内外踝边用意求，
穴号昆仑并吕细，应时消散即时瘳。
风痹痿厥如何治？大杼曲泉真是妙，
两足两胁满难伸，飞虎神针七分到，
腰软如何去得根，神妙委中立见效。

通玄指要赋

选自《针经指南》

必欲治病，莫如用针。巧运神机之妙，工开圣理之深。外取砭针，能蠲邪而扶正；中含水火，善回阳而倒阴。原夫络别支殊，经交错综，或沟池溪谷以歧异，或山海丘陵而隙共。斯流派以难揆，在条纲而有统。理繁而昧，纵补泻以何功？法捷而明，曰迎随而得用。

且如行步难移，太冲最奇。人中除脊膂之强痛，神门去心性之呆痴。风伤项急，始求于风府；头晕目眩，要觅于风池。耳闭须听会而治也，眼痛则合谷以推之。胸结身黄，取涌泉而即可；脑昏目赤，泻攒竹以便宜。但见两肘之拘挛，仗曲池而平扫；四肢之懒惰，凭照海以消除。牙齿痛，吕细堪治；头项强，承浆可保。太白宣导于气冲，阴陵开通于水道。
腹膨而胀，夺内庭以休迟；筋转而疼，泻
承山而在早。

　　大抵脚腕痛，昆仑解愈；股膝疼，阴
市能医。痫发癫狂兮，凭后溪而疗理；疟
生寒热兮，仗间使以扶持。期门罢胸满血
臌而可已，劳宫退胃翻心痛亦何疑。

　　稽夫大敦去七疝之偏坠，王公谓此；
三里却五劳之羸瘦，华佗言斯。固知腕骨
祛黄，然谷泻肾，行间治膝肿目疾，尺泽
去肘疼筋紧。目昏不见，二间宜取；鼻窒
无闻，迎香可引。肩井除两臂难任，丝竹
疗头疼不忍。咳嗽寒痰，列缺堪治；眵䁾
冷泪，临泣尤准（头临泣穴）。髋骨将腿
痛以祛残，肾俞把腰疼而泻尽。以见越人
治尸厥于维会，随手而苏；文伯泻死胎于
阴交，应针而陨。圣人于是察麻与痛，分
实与虚。实则自外而入也，虚则自内而

出软。故济母而裨其不足，夺子而平其有余。

观二十七之经络，一一明辨；据四百四之疾证，件件皆除。故得天枉都无，跻斯民于寿域；几微已判，彰往古之玄书。

抑又闻心胸病，求掌后之大陵；肩背患，责肘前之三里。冷痹肾败，取足阳明之土；连脐腹痛，泻足少阴之水。脊间心后者，针中渚而立痊；胁下肋边者，刺阳陵而即止。头项痛，拟后溪以安然；腰背疼，在委中而已矣。夫用针之士，于此理苟能明焉，收祛邪之功，而在乎捻指。

金针赋
选自《针灸大全》

观夫针道，捷法最奇，须要明于补泻，方可起于倾危。先分病之上下，次定穴之高低。头有病而足取之，左有病而右取之。男子之气，早在上而晚在下，取之必明其理；女子之气，早在下而晚在上，用之必识其时。午前为早属阳，午后为晚属阴，男女上下，凭腰分之。手足三阳，手走头而头走足；手足三阴，足走腹而胸走手。阴升阳降，出入之机。逆之者为泻、为迎，顺之者为补、为随。春夏刺浅者以瘦，秋冬刺深者以肥。更观元气厚薄，浅深之刺犹宜。

原夫补泻之法，妙在呼吸手指。男子者，大指进前左转，呼之为补，退后右转，吸之为泻，提针为热，插针为寒；女子者，大指退后右转，吸之为补，进前左转，呼之为泻，插针为热，提针为寒。左与右各异，胸与背不同，午前者如此，午后者反之。是故爪而切之，下针之法；摇而退之，出针之法；动而进之，催针之法;循而摄之,行气之法。搓而去病,弹则补虚。扪腹盘旋,扪为穴闭。重沉豆许曰按,轻浮豆许曰提。一十四法,针要所备。补者一退三飞,真气自归;泻者一飞三退,邪气自避。补则补其不足,泻则泻其有余。有余者为肿为痛,曰实;不足者为痒为麻,曰虚。气速效速,气迟效迟……

　　且夫下针之先,须爪按重而切之,次令咳嗽一声,随咳下针。凡补者呼气,初针刺至皮内,乃曰天才;少停进针,刺至肉内,是曰人才;又停进针,刺至筋骨之间,名曰地才。此为极处,就当补之,再停良久,却须退针至人之分,待气沉紧,倒针朝病,进退往来,飞经走气,尽在其中矣。凡泻者吸气,初针至天,少停进针,直至于地,得气泻之,再停良久,即须退针,复至于人,待气沉紧,倒针朝病，法同前矣。其或晕针者，神气虚也，以针补之，口鼻气回，热汤与之，略停少顷，依前再施。

及夫调气之法，下针至地之后，复人之分，欲气上行，将针右捻，欲气下行，将针左捻；欲补先呼后吸，欲泻先吸后呼。气不至者，以手循摄，以爪切掐，以针摇动，进捻搓弹，直待气至。以龙虎升腾之法，按之在前，使气在后，按之在后，使气在前。运气走至疼痛之所，以纳气之法，扶针直插，复向下纳，使气不回。若关节阻涩，气不过者，以龙虎龟凤通经接气，大段之法，驱而运之，仍以循摄爪切，无不应矣。此通仙之妙。

况夫出针之法，病势既退，针气微松，病未退者，针气如根，推之不动，转之不移，此为邪气吸拔其针，乃真气未至，不可出之；出之者其病即复，再须补泻，停以待之，直候微松，方可出针豆许，摇而停之。补者吸之去疾，其穴急扪；泻者呼之去徐，其穴不闭。欲令腠密，然后吸气，故曰：下针贵迟，太急伤血；出针贵缓，太急伤气。以上总要，于斯尽矣。

考夫治病，其法有八：一曰烧山火，治顽麻冷痹，先浅后深，用九阳而三进三退，慢提紧按，热至，紧闭插针，除寒之有准。二曰透天凉，治肌热骨蒸，先深后浅，用六阴而三出三入，紧提慢按，寒至，徐徐举针，退热之可凭，皆细细搓之，去病准绳。三曰阳中隐阴，先寒后热，浅而深，以九六之法，则先补后泻也。四曰阴中隐阳，先热后寒，深而浅，以六九之方，则先泻后补也。补者直须热至，泻者务待寒侵，犹如搓线，慢慢转针，法浅则用浅，法深则用深，二者不可兼而紊之也。五日子午捣臼，水蛊膈气，落穴之后，调气均匀，针行上下，九入六出，左右转之，十遭自平。六日进气之诀，腰背肘膝痛，浑身走注疼，刺九分，行九补，卧针五七吸，待气上下，亦可龙虎交战，左捻九而右捻六，是亦住痛之针。七日留气之诀，痃癖癥瘕，刺七分，用纯阳，然后乃直插针，气来深刺，提针再停。八日抽添之诀，瘫痪疮癞，取其要穴，使九阳得气，提按搜寻，大要运气周遍，扶针直插，复向下纳，回阳倒阴，指下玄微，胸中活法，一有未应，反复再施。

若夫过关过节催运气，以飞经走气，其法有四：一日青龙摆尾，如扶船舵，不进不退，一左一右，慢慢拨动。二日白虎摇头，似手摇铃，退方进圆，兼之左右，摇而振之。三日苍龟探穴，如入土之象，一退三进，钻剔四方。四曰赤凤迎源，展翅之仪，入针至地，提针至天，候针自摇，复进其原，上下左右，四围飞旋，病在上吸而退之，病在下呼而进之。

至夫久患偏枯，通经接气之法，已有定息寸数。手足三阳，上九而下十四，过经四寸；手足三阴，上七而下十二，过经五寸，在乎摇动出纳，呼吸同法，驱运气血，顷刻周流，上下通接，可使寒者暖而热者凉，痛者止而胀者消。若开渠之决水，立时见功，何倾危之不起哉？虽然，病有三因，皆从气血，针分八法，不离阴阳。盖经脉昼夜之循环，呼吸往来之不息，和则身体康健，否则疾病竞生。譬如天下国家地方，山海田园，江河溪谷，值岁时风雨均调，则水道疏利，民安物阜；其或一方一所，风雨不均，遭以旱涝，使水道涌竭不通，灾忧遂至。人之气血，受病三因，亦犹方所之于旱涝也。盖针砭所以通经脉，均气血，蠲邪扶正，故曰捷法，最奇者哉……

马丹阳天星十二穴治杂病歌
选自《针灸大全》

三里内庭穴，曲池合谷接，委中配承山，太冲昆仑穴，环跳与阳陵，通里并列缺。合担用法担，合截用法截，三百六十穴，不出十二诀……

其一：三里膝眼下，三寸两筋间。能通心腹胀，善治胃中寒，肠鸣并泄泻，腿肿膝胻酸，伤寒羸瘦损，气蛊及诸般。年过三旬后，针灸眼更宽。取穴当审的，八分三壮安。

其二：内庭次趾外，本属足阳明。能治四肢厥，喜静恶闻声，瘾疹咽喉痛，数欠及牙疼，疟疾不能食，针着便惺惺。

其三：曲池拱手取，屈肘骨边求。善治肘中痛，偏风手不收，挽弓开不得，筋缓莫梳头，喉闭促欲死，发热更无休，偏身风癣癞，针著即时瘳。

其四：合谷在虎口，两指歧骨间。头疼并面肿，疟疾热还寒，齿龋鼻衄血，口噤不开言。针入五分深，令人即便安。

其五：委中曲䐐里，横纹脉中央。腰痛不能举，沉沉引脊梁，酸疼筋莫展，风痹复无常，膝头难伸屈，针入即安康。

其六：承山名鱼腹，腨肠分肉间。善治腰疼痛，痔疾大便难，脚气并膝肿，辗转战疼酸，霍乱及转筋，穴中刺便安。

其七：太冲足大趾，节后二寸中。动脉知生死，能医惊痫风，咽喉并心胀，两足不能行，七疝偏坠肿，眼目似云朦，亦能疗腰痛，针下有神功。

其八：昆仑足外踝，跟骨上边寻。转

筋腰尻痛，暴喘满冲心，举步行不得，一动即呻吟。若欲求安乐，须于此穴针。

其九：环跳在髀枢，侧卧屈足取。折腰莫能顾，冷风并湿痹，腿胯连腨痛，转侧重欷歔。若人针灸后，顷刻病消除。

其十：阳陵居膝下，外臁一寸中。膝肿并麻木，冷痹及偏风，举足不能起，坐卧似衰翁。针入六分止，神功妙不同。

其十一：通里腕侧后，去腕一寸中。欲言声不出，懊憹及怔忡。实则四肢重，头腮面颊红，虚则不能食，暴喑面无容。毫针微微刺，方信有神功。

其十二：列缺腕侧上，次指手交叉。善疗偏头患，遍身风痹麻。痰涎频壅上，口噤不开牙，若能明补泻，应手即如拿。

其他精选歌诀

十问歌

明·张景岳

一问寒热二问汗，三问头身四问便，
五问饮食六问胸，七聋八渴俱当辨，
九问旧病十问因，再兼服药参机变，
妇女尤必问经期，迟速闭崩皆可见，
再添片语告儿科，天花麻疹全占验。

十八反歌

选自《雷公药性赋》

本草明言十八反，
半蒌贝蔹及攻乌，
藻戟遂芫俱战草，
诸参辛芍叛藜芦。

十九畏歌
选自《雷公药性赋》

硫黄原是火中精，朴硝一见便相争。

水银莫与砒霜见，狼毒最怕密陀僧。

巴豆性烈最为上，偏与牵牛不顺情。

丁香莫与郁金见，牙硝难合荆三棱。

川乌草乌不顺犀，人参最怕五灵脂。

官桂善能调冷气，若逢石脂便相欺。

大凡修合看顺逆，炮爁炙煿莫相依。

妊娠用药禁忌歌
选自《雷公药性赋》

斑蝥水蛭及虻虫，乌头附子配天雄。

野葛水银并巴豆，牛膝薏苡与蜈蚣。

三棱芫花代赭麝，大戟蝉蜕黄雌雄。

牙硝芒硝牡丹桂，槐花牵牛皂角同。

半夏南星与通草，瞿麦干姜桃仁通。

硇砂干漆蟹爪甲，地胆茅根与䗪虫。